ルポ

# 日本の保健所検疫所

金曜日の夜に事件は起きる

山本明文◎著

日本生活協同組合連合会

## プロローグ

# 金曜日の夜にドラマは始まる

本書は、保健所、検疫所、地方衛生研究所など公衆衛生に携わる人たちの仕事を追いかけたドキュメントだ。書名の『金曜日の夜に事件は起きる』は、この本の企画のため奈良県立医科大学健康政策医学講座の今村知明教授よりアドバイスを受けた時、今村教授が何気なくつぶやいた言葉がもとになっている。

厚生省（当時）時代にはＢＳＥ事件や薬害エイズ、Ｏ１５７事件などの難事件を担当した今村教授は、保健所の所長を勤めた経験も持つ公衆衛生の専門家だ。現在、大学教授として医療政策や公衆衛生、医療経済などに取り組むが、中でもフードディフェンス（意図的に食品を危険にさらす要因からの防御）研究では第一人者として知られている。

今村教授からは、保健所の仕組みや組織、法的な裏付け、検疫所の役割など、基本的なことから資料とともに丁寧に教えていただいたが、ご自身が保健所長を勤めていた時のことに話が及ぶと、そこでふと口にしたのが、

「保健所への事件の通報は、どういうわけか金曜の夜に入るんですよね」

という言葉だった。

その理由は取材を終えた今もはっきりとはしない。だが、本書で題材として取り上げたいくつかの事件の大部分も、確かに金曜に第一報が入っている。残念ながら（という言い方ははなはだ不謹慎ではあるが）、金曜に始まってはいない事件もあるが。

今村教授も触れていたことだが、保健所の役割のひとつには〝衛生警察〟というべき仕事がある。

ひとたび事件（食中毒や感染症）が起これば、現場に駆けつけ事情を聴取（病状や被害の規模を確認）して状況をつかみ、犯人（細菌やウイルス）のめぼしをつけて証拠を揃え（検査し）、追いつめる（感染経路を明らかにして被害の拡大を防ぐ）。食中毒の場合、食品を扱う事業者には営業停止などの処分を下す。まさに、警察の役割だ。

だが、犯人も並大抵な存在ではない。

第1章から第3章はそれぞれ、O157、新型インフルエンザ、ノロウイルスの三つの事件を題材に、そこで奮闘する保健所、検疫所、衛生研究所の人々に迫った。特に第3章で取り上げたノロウイルスは、ある時は人から人への感染で被害を拡げ、ある時には食品の中に入って食中毒を引き起こす、変幻自在の手強い相手で、居所を次々と変えながら巧みに逃げおおせていく姿は、追いつめても追いつめてもギリギリのところで姿をくらます大胆な犯罪者に見える。

どこまで被害は及んでいるのか、これからどこへ拡がる可能性があるのか。逃げながらも害毒をまき散らしていく細菌やウイルスを追う仕事は、まさに犯罪者を追いつめていく緊迫したものであり、それにはまず、高い専門性が欠かせない。

だが、単に犯人を割り出して捕まえればそれで済むわけではない。それは、被害拡大を一刻も早く食い止める時間との戦いでもあり、体力と気力の勝負でもある。

第4章では、感染症を媒介する蚊を追いかける人たちに登場していただいた。日本では過去のものとして忘れがちな蚊を媒介とする感染症だが、ごく最近でも、アメリカではわずか数年で蚊が媒介役となる感染症が全州へ拡がってしまった。温暖化が進み、蚊の棲息地域が北上している現在、感染症の危機は決して過去のものではない。鋭い感覚で数ミリの敵を追いつめる専門家の目には鬼気迫るものがあった。

第5章では検疫所の輸入食品の監視業務に携わる人に取材し、水際で食品の安全を守る仕事の全貌を聞いた。輸入食品については時折、安全性を不安にさせる突出した事件が起こり、そのたびに私たちは大きな不安に陥れられるが、専門家の持つ冷静な目は、事件のたびに右往左往させられ、そのくせしばらくすればすぐに忘れてしまう安直な姿勢を考え直させてくれる。

本書に登場する人たちは解決不可能と思えるような大事件にも臆することなく立ち向かっていく。時には批判を浴びることもあるが、それを受け入れる度量を持ち、それでも問題解決の道を諦めないプロたちだ。

私たちの健康はそんな人たちに支えられている。その人たちが繰り広げるドラマに迫っていきたい。

（登場していただいた方の肩書は２００９年夏、取材時のものです。）

『ルポ　日本の保健所　検疫所』目次

## 第3章　変幻自在、ノロウイルス

# O157(オーイチゴーナナ)を追いつめろ！

第1章

## 食中毒にも感染症にもなるO157（オーイチゴーナナ）

２００７年４月、ゴールデンウィークも迫ったある日のことだ。昼少し前、奈良県郡山保健所の健康増進課感染症係、西崎貞子係長は、たまたま取った電話の内容を知るにつれ、「ついに来るべきものが来た」と、生唾を飲み込んだ。

大和郡山市は、奈良市の南西に隣接する人口９万１千人の街だ。享保９（１７２４）年に柳澤吉里が甲斐の国から大和郡山へ入部したのを契機に拡めたとされる金魚の養殖は、今も地域の伝統産業として定着し、その養魚場があちこちに見られる。晴れた日には、水面に青空と緑がゆらめき、のどかな風景にいっそう潤いを与えてくれる。

だが、こんなに美しい土地にも、感染症は容赦なくやってくる。

奈良県郡山保健所は、大和郡山市をはじめ、周囲の天理市、生駒市、山添村など県北部の８市町村を管轄する保健所だ。電話はその中のひとつの診療所からだった。Ｏ１５７（オーイチゴーナナ）の患者が出たという。

西崎係長が感染症係に配属されたのは２年ほど前だ。その時からいつかはこんな電話を取ることになるとは覚悟していた。だが、いざ、実際にそうなってみると、緊張感は想像以上だった。

Ｏ157については、今ではごく普通の人でも一度は耳にしたことがあるはずだ。腸管出血性大腸菌のひとつで、激しい下痢や血便を起こす。多くの場合、1週間ほどで治るが、症状を起こした人の6～7パーセントは、産み出されるベロ毒素によってＨＵＳ（溶血性尿毒症症候群）や脳症などの合併症を引き起こし、特に抵抗力の弱い乳幼児や高齢者は腎臓や脳に重い障害を残したり、重篤な場合、死に至ることもある。

1982年、アメリカで起きたハンバーガーによる集団食中毒事件の際に発見された比較的新しい菌で、日本でもその直後から見つかっているが、国内で多くの人がＯ157を知るようになったのが、1990年、埼玉県浦和市（現在はさいたま市）で起きた幼稚園での事件だろう。井戸水を介して集団感染が発生し、園児2人が死亡した。日本国内に大きなショックを与えた。

Ｏ157の名をより多くの人に刻みつけたのが、1996年7月に起きた事件だった。大阪府堺市で、学校給食を介して市内の小学校42校に被害が拡がるという集団感染が発生したのだ。患者数は9千5百人とかつてない規模に拡大し、そのうち3人の児童が命を落とすという痛ましい結果を引き起こしている。

多くの対策が採られてきたが、Ｏ157の感染は決してなくなることはなく、今も毎年、何らかの事件が起きている。

ひとつには、O157は100個足らずの菌で感染する、非常に強い感染力を持つこと（食中毒で代表的なサルモネラ菌は100万個以上で感染）。そしてもうひとつ、潜伏期間が4～9日と長いため、感染源を特定するのが難しい。そのため感染拡大を防ぐことが困難になっている。

さらにもうひとつ大きな特徴がある。O157は食中毒の性質も持ち、同時に感染症でもあるということだ。

O157は経口感染、つまり、菌が口から入ることで感染する。まず、汚染された飲食物を食べた時に感染するので、そこで症状を起こせば食中毒ということになる。だが、通常の食中毒菌と違うのは、被害が食べた人だけにとどまらず、そこから、さらに拡がっていくことだ。

感染によって下痢をした子どもや高齢者の排泄物の処理をした人の手洗いが充分でなければ、手に大腸菌が残り、それが口に触れることでうつることもある。O157は、話をしたり、咳、くしゃみで空気感染することはない。また、汗などを通しての接触感染もない。だが、このように人を介して人にうつるケースもある。

従来、食品中で増殖して食べた人を苦しめる食中毒と、人から人へとうつって病気を引き起こす感染症は、全く別なものとして扱われていた。前者は細菌によるものが多く、後者はウイルスによるものが主で、ここ郡山保健所をはじめ、多くの保健所で、感染症を扱うグループと、食中毒を扱うグループが分かれているのはそうした事情による。

だが、O157は、食品を通してでも、人と人との接触によってでも、どちらでも感染を拡げていく。ある意味、巧みな生き残り方ができる菌であり、それは、人間にとってはなはだ迷惑でやっかいな存在であることを意味する。過去の大規模な事件を見ても、その一筋縄ではいかない性格が多くの被害をもたらしている。

現在は、1996年ほどの大規模な集団感染こそ見られないものの、それでも毎年、全国でO157の感染は20件前後、報告されている。患者数も数十人から千人近くまで、減ったり増えたりを繰り返している。2010年に入ってからも、三重県の中学・高校で、計189人の集団感染を引き起こした。

奈良県群山保健所へは毎日、ひっきりなしに外部から連絡が入ってくる。最近は全国的に食品に関する事故が続いていることもあって、一般消費者からの苦情や問い合わせも多い。下痢をしたが、昼飯を食べたあの店が怪しい、調査してほしい。そんな依頼もあるが、細菌やウイルスが症状を引き起こすには潜伏期間があり、怪しいという店は実は潔白で、数時間前に自宅で食べたもののほうが怪しかった。そんな例も少なくない。

だが、この日のケースはそんなあいまいなものではなかった。連絡は医者からで、下痢をしている保育園児を診たが、血の混じっている便の様子からO157への感染を疑い、すでにその検査も行ったという。結果は予想通り、確かにO157であり、しかも、O157が産み出すベロ毒素の存在も確かめたというのだ。園児はすでに回復に向かっているそうだが、正真正銘のO157事件だった。

西﨑係長は、さっそく上司と、保健所のトップである山田全啓（まさひろ）所長に報告した。山田所長はすぐに衛生課食品衛生係と健康増進課感染症係の職員を集めて緊急会議を開いた。集団感染と食中毒の2方向から原因を探るためだ。

山田所長の念頭にあったのが堺市の事件をはじめとする過去に起きた多くの集団感染事件だった。今回、特にひっかかったのが、患者が保育園児であるという点だ。

「O157は9割以上が幼稚園か保育所で起こっています。子どもどうし、接触して遊ぶところでは特に拡がりやすく、また、子どもは抵抗力が弱いために被害も大きくなりやすい。その時も患者は保育所の園児。何としても被害の拡大を防止しなければの一心でした」（山田所長）。

医者にかかった園児自身は回復に向かっているというが、O157の検査では2日で結果を出す専門機関もあるが、一般には1週間ほどを要する。ベロ毒素を確認するにはさらにそこから2日ほどかかる。つまり、園児が下痢を起こして医師の診察を受けてから、これまでに少なくとも8～9日は経っていることになる。潜伏期間も考え合わせると、感染したのはさらにその数日前、つまり、郡山保健所に連絡が入ったこの日からさかのぼって、すでに10日以上、長ければ2週間が経過している計算だ。

感染源は食べ物だろうか、あるいは別の人間だろうか。人間であれば、家族か、同じ保育園の園児である可能性が高い。過去の例を見ても、抵抗力の弱い幼い子どもが集まる幼稚園や保育園は、O157にとっては格好の増殖の場だ。しかも、10日間という期間はO157にとって被害を拡げるのには充分過ぎる時間だった。一刻の猶予も許されない。これ以上の感染拡大を食い止めねば。

山田所長は、食品衛生係と感染症係の職員が1人ずつペアにして2組を作り、ひと組は園児の家庭へ、もうひと組は保育所へと2手に分かれて向かわせた。食品係の職員とともに保育園へと向かったのが、感染症係の西﨑係長だった。

## 園内全員に感染の危険が

「とにかく行ってみなければ、わからないことは多いんです。次にどんな手を打てば良

いのかも充分に調査しなければ正確には何も言えませんから」（西崎係長）

保育園ではすでに被害は拡がっているのだろうか。車中、O157による過去の大事件が西崎係長の脳裏をよぎった。いや、被害が激しければ、すでに保育園のほうから連絡が入っているはずだ。それがまだない以上、大きな被害にはなっていないはず。連絡してきた医者も、患者である園児はすでに回復に向かっていると言っていたではないか。いや、だが、ひょっとすると……。

ベロ毒素が検出された時点で感染症法が適用され、保健所での迅速な対応が求められた。だが、だからといってO157が、感染症として振る舞ってくれるとは限らない。食物から拡がって食中毒としても、あるいは人から人へと拡がる感染症としても振る舞うのがO157の特徴であり、だからこそ、こうして感染症係の西崎係長と食品係の2人がかりで保育園を徹底的に調べるのだ。

約40分かけて現場に到着した2人は、さっそく二手に分かれて自分たちの持ち分についた。食品係の担当は厨房へ向かい、拭き取り検査などを行って設備中のO157の存在を確かめる。O157菌が検出されれば、給食を媒介に感染者が拡がっている可能性が出てくる。つまり、食中毒だ。

一方、西崎係長は、子どもどうしが接触することによる感染が、果たしてどこまで拡がっているのか。それを探るために保育園の保母さんたちの聞き取り調査を始めた。集団感染の調査だ。

西﨑係長は、まず、他の園児で下痢などO157に当てはまる症状を起こしている子がいないかを尋ねた。どうやらそのような園児はいないらしい。つまり、症状を起こしている子は、病院にかかった子、この日に連絡を受けた子ひとりだけのようだ。

ほっと胸をなでおろしたが、それだけでは安心できなかった。職員室へ来るまで園内をざっと見回した感触として、気になる点があったからだ。

「トイレの場所ですね。クラスとクラスの間にトイレが設置されていました。つまり、少なくとも両側のクラスの子たちが、同じトイレを使っているようでした」(西﨑係長)。

保母さんたちに確認すると、クラスはいくつにも分けて運営されており、症状を起こした園児のクラスが使っているトイレは、確かに隣のクラスでも使っているという。

トイレの場所は、O157の感染をたどろうとする時には大きなカギになる。

小さな子どもたちが集まる保育園では、子どもどうしもみ合いころげまわって遊ぶことも珍しくない。おもちゃや絵本をなめたり、口に入れたりもするだろう。それで感染が拡がる可能性が、まず、考えられる。

だが、この保育園ではクラスを分けて保育しているため、感染の危険はクラス内だけにとどまるはずだ。O157は空気感染や接触感染はしない。廊下で子どもがくしゃみをして、その飛沫が数メートル先を歩いていた隣のクラスの子どもにかかって感染することはないのだ。

ただし、問題になるのがトイレだった。

感染した子がそこで用を足せば、排泄物の大腸菌が手につき、その手でドアのノブや水道の蛇口を触わって汚染されることがある。他の子どもたちがノブや蛇口に触われば、手に菌がうつり、不用意にその手を口へ持って行けば感染してしまう。

聞き取っていくと、子どもたちは自分のタオルを用意してそれをぶら下げておき、洗った手を拭いていることもわかってきた。子どものことだ。自分のタオルではなく、隣の子のタオルで拭いてしまうことがあってもおかしくない。トイレで他の子にうつっている可能性は否定できなかった。

後に、食品係の調査により、保育園の給食設備での拭き取り検査や調理従事者の検査でO157は検出されないと判明した。つまり、食物を介して他の園児にうつっている可能性は薄れたため、よけいにこのトイレを介した感染が注目されることになった。

トイレを誰がどう使っているのか、それを正確につかむことができれば、O157の感染経路もある程度、絞り込むことができる。逆の見方をすれば、このトイレを使っていない園児については、感染の可能性は排除してもいいことになる。

Ｏ１５７は感染していても症状を起こさないケースも多い。だが、そんな無症状病原体保有者から他の人へも菌はうつる。だから、感染の可能性のある人はすべて検便を行うのだが、今回の場合、問題のトイレを使っているのが２クラスだけならば、検便の対象者もこの２クラスの子どもたちだけに絞り込めそうだった。

だが、さらに保母さんたちの聞き取りを進めていくうちに、すぐにそれでは済まないことがわかってきた。

保育体制だ。この保育園では、昼の間は、確かにたくさんのクラスに分けて保育し、トイレもそれぞれ近いところを使っている。だが、２次保育――夜の時間帯になると、子どもたちの人数が減るため、子どもたちをひとつのクラスに集めて合同保育をするのだ。病院にかかっていた子も夜間保育を利用していた。

夜間のクラスでいっしょに遊んでもみ合ったり、同じトイレを使っているとなると、このクラス内で感染が拡がる可能性が出てくる。夜間のクラスには乳児もいた。もし、その子が感染していれば、オムツを取り替える保母さんたちの手に大腸菌がつくかもしれない。下痢をして床を汚すこともあるはずだ。念入りに拭き取っても消毒まではするだろうか。保母さんたちの手に大腸菌がうつるだけでなく、大腸菌が付着した床の上で子どもたちが遊びまわり、そこで感染する可能性も出てくる。子どもたちは昼間はもとのクラスに戻る。そこでまた感染が拡がっていくことも考えられた。

こうなるともはや2クラスに検便を絞ることはできなかった。園内の全員の調査が必要だ。園児はもちろん、子どもたちを抱いたりあやしたり遊んだりする保母さんたちも対象だった。

いっきに話が広がったことで、西﨑係長は保健所で控えている山田所長に電話を入れた。山田所長は、「すぐにそちらに向かう」と返答した。

山田所長は、O157に限らず、患者が子どもの時は必ず現場へ向かうことにしている。すでに何度か触れたように、子どもの場合は、大人とは比べ物にならないほど他の子どもとの接触が多く、予想以上に感染が拡がるケースも少なくない。また、子どもは大人に比べて抵抗力が弱いため、重症になるケースもある。自ら現場を目にしておくのは絶対に必要なことだった。

だが、もうひとつ所長自らが出向くには大事な理由があった。保護者への説明だ。

「わからないことほど、怖いものはありません。保育園にお子さんを預けるご両親にとっては、自分の子どものことには必死です。O157とはどういう菌で、どうすれば感染を予防できるのか、きちんと説明する必要がありました」（山田所長）。

山田所長は、この日もそのために入念な準備をしていた。

保育園では、病院から一報のあった子ども以外で有症者は出ておらず、当のその子もすでに回復に向かっている。保育園側は落ち着いて対応しており、過去のO157の深刻な事件では、現場がパニック状態だったことに比べれば、状況はずっと良いように思えた。

だが、今の西﨑係長の報告では、園全体に感染が拡がる可能性は否定できなくなった。すでに感染した子の家庭へ向かったチームからは、家族の検便の手配を済ませたと報告が入っていた。家族、園児、保母さんたち、検便は総勢80件にも及ぶ。保護者へはしっかりと説明をしておかなければ、思わぬパニックも引き起こしかねない。

保健所にとって、感染や食中毒の拡大を止めたり、防止することは当然、大事な仕事で、そのためには高度な知識や技術が必要になる。まさに専門家だけができる仕事なのだが、知識や技術だけで、原因究明、感染拡大防止が可能になるかというとそうではない。

感染が人と人との間で起こり、家族や学校、会社、あるいは幼稚園、保育園というコミュニティの中で拡がっていく以上、そこに集まる人たちの協力が欠かせない。

このケースでも、現実に、後日、感染の拡大が明らかになるのだが、その対応には保護者たちの協力は不可欠だった。感染を本当に終息させるためにも、保護者たちにO157に対して正しい知識を持ってもらい、冷静に対応してもらわなければならなかったのだ。

「協力を得るためには、それ以前に、まず、信頼を得なければなりません。何よりもまず、正確に情報を伝えることです」（山田所長）。

ことさら不安を煽るような過大な情報ではなく、かといって、気休めの過小な情報でもない。必要なのは正確な情報だった。

山田所長はO157についての説明文を用意すると保健所を出発した。

## 「感染症には、被害者も加害者もいない」

山田所長が保育園に到着したのが午後の5時前後だ。慌ただしく対応が始まった。

説明会はその日の夜7時から開催することにした。そのため、まず、保母さんたちに園児全員の保護者への連絡をお願いした。連絡には1時間ほどかかった。

午後7時、果たして8割近い保護者が集まってきた。保育園に子どもを預けるほどだ。両親とも忙しい家庭に違いない。ましてや夜の7時だ。だが、これほど多くの保護者が集まったことに、山田所長は改めて、子どもを気遣う親の気持ちに胸を打たれる思いだったという。

山田所長は説明会を「真剣勝負」と表現する。まず、O157の特徴や性質、感染した時の症状などを簡潔に述べた。園児が1人感染していることがわかった。他の園児に感染している可能性があるため、園児全員に検便を行いたい。幸い、下痢などの症状を示す園児は今のところ見つかっていないが、症状が出ないまま他の人にうつす可能性もある。真剣に聞き入る保護者の目をじっと見つめながら説明した。

その後も、感染防止には手洗いが欠かせないこと、排泄物を処理した場合は消毒が必要なこと、菌は加熱すれば死滅するが低温では生き残ること、包丁やまな板などの調理用品は使用前によく洗うことなどなど、一通り、O157の予防の一般的な話をした後、西崎係長に引き継いだ。西崎係長は、検便の具体的な方法や保管のしかたを説明して、スケジュールを確認した。

だが、説明会では、もうひとつ伝えなければならない大事な事項があった。人権への配慮だ。

「○○ちゃんが持ってきた。○○ちゃんが悪い、遊ぶな。そういうことがしょっちゅうあるんです。確かに菌が陽性の間、治療中は遊ぶなというのはわかりますが、治ってしまえばなんということはない、普通に遊べるのです。が、その後もずっとそんな偏見、差別、誹謗中傷が残る。特に大人が言い出してそれが子どもたちに伝わっていくと、イジメになる可能性があります」（山田所長）。

感染症には被害者も加害者もいないと山田所長は強調する。確かに感染経路をたどれば、誰から誰にうつっていったかという経過はわかってくる。が、最初の子どもも、どこかからうつされたのだ。だが、その子が原因で、自分の子が被害に遭ったかのように思う親は少なくない。保育園や幼稚園の場合、初めの感染者は誰だという詮索を生み、やがて、その子が原因扱い、加害者扱いされていくケースにも発展していく。

「あの子と遊んじゃダメ」。確かに菌を保有している期間は他の子どもにうつす可能性はあるため、接触は避けるべきだが、回復して全く問題なくなった後も、言葉だけが一人歩きしてイジメになるケースもあった。親にとっては自分の子どもの健康を心配するあまりのことだが、行き過ぎた被害者意識が子どもの中で歪んで伝わり、人をバイキン扱いする差別にも発展してしまう。それは感染防止という本来の目的を妨げることにもなる。

説明会でも、感染した子の名前は明かさなかった。それは説明する側の最低限の配慮だったが、いずれは人を介してみんなの知れるところになる。それは時間の問題だった。その時にその子がどんな扱いを受けるのか。

人間ならば、誰でも感染する可能性はある。被害者も加害者もいない。感染した人間を忌み嫌うことは差別だ。人権に配慮してほしいと、この日も山田所長は強調した。

「いつ発見されたんですか」

保護者からはこんな質問も出た。他意のないようにも思えたが、言外に、早くに感染に気づきながら、今まで隠していたのではないかという疑いの気持ちも見え隠れした。山田所長は一瞬、胃が締め付けられる思いがしたが、「本日の午前です」と、冷静に答えると、それ以上の追及はなかった。感染が発覚したその日のうちに可能な限り状況を把握し、保護者への説明会までこぎつけたことはやはり正解だった。

「検便の結果が出る数日の間に、感染する場合もあるのではないか。それは最初の検便では現れない。数日後にもう一度検査すべきではないか」という声もあがった。

可能性としてはあり得ることだが、感染者が出たことで保育園も親も手洗いや消毒、料理中の衛生管理などは徹底する。子どもや親自身、少しでも体調が悪くなれば、すぐに医者へも行くだろう。いずれも今、説明したばかりのことでもあり、山田所長の経験上、そのような心配はないと確信を持って答えると納得してもらえたようだった。

言いよどめば、不安を増長したり、何か隠しているのではと疑われる。逆に断定調にものをいえば、高圧的と反発される。不安を煽ればパニックを起こし、事実よりも軽軽しく伝えれば、後から、危険を隠したと指摘されて信頼を失う。

いずれにしても保護者たちとの信頼関係を築くことはできず、的確な対策への協力は得られない。方向を間違えれば、犯人捜し、責任追及の場にも変わってしまう。

保護者たちは自分の子どもを思う気持ちでいっぱいだ。それは痛いほど理解できたが、冷静に目的を見失わずに話を進めなければならなかった。目的はあくまでも、これ以上、感染を拡げないことなのだ。

感染を知ってからまだ間もなく、保健所にも情報は少ない。あいまいなことも多いが、それもまた、正確に告げなければならなかった。タイミングを失わずに説明会を開き、恐怖心を煽るような過大な情報でもなく、理由もなく安心させる気休めでもない、正確な情報を提供して信頼を築く。それができれば、その後の検便や聞き取りもスムーズに運ぶ。果たしてこれ以上、感染が拡がっているのか。そうであれば何をどうすべきなのか。最も懸念される部分も正確につかむことができる。山田所長にとって、説明会はまさに「真剣勝負」だった。

1時間ほどかかって説明会を終えると、その後も保母さんたちと、この日、説明会に来ることができなかった保護者への連絡や、その園児への検便依頼などの手順を確認するのに1時間ほど要した。

その日、西崎係長が保健所に戻った時は、すでに午後10時を回っていた。この日にやるべきことはやった。明日からは園児たちの検便を集め、O157の菌がいるかどうか専門の研究所に送る作業が待っている。みんな約束通り、検査に協力してくれるだろうか。

疲れた頭に、翌日からやるべきことが次々と浮かんでは回り続けた。検査結果が出るまでに最短でも2日ほどかかる。その間は少し落ち着けるかもしれない。結果はどう出るか。いずれにしても今年のゴールデンウィークは休めそうにない。そう思いながら、西崎係長は帰路についた。

## 150を超えた検査数

金曜、土曜にかけて、西崎係長は保育園に集まってくる検便を専門の研究機関へ送り届けた。運送会社の冷蔵便で送ればいいわけではない。保冷バックを持参して、自分で奈良県保健環境研究センターまで届けるのだ。奈良県の地方衛生研究所だ。

地方衛生研究所は、公衆衛生向上のために調査研究や試験検査などを行う都道府県、または政令都市に設置された研究機関で、奈良県保健環境研究センターは、JR奈良駅の南、徒歩15分ほどのところ、奈良総合庁舎横の一角にある。

奈良県内の保健所で得た感染症の検便の検体は、県内で検査ができる保健所に持ち込むのが普通だった。だが、今回のような大きな規模の検査は、ここ奈良県保健環境研究センターで行うことになっていた。

ここで検体の到着を待っていたウイルス・細菌担当、細菌チームのひとりは、この時の検査を、「これまでで一番緊張した検査だった」と振り返っている。

O157の感染はどの事例も大事件にも発展する危険性をはらんでいる。今回はまだ何もわかっていないものの、舞台が保育園で、すでに園児全員とその家族の検便を実施すると聞いて、ただでは済まない予感がした。最初の検査で感染者が見つかり、さらに他のグループへと検査を重ねる必要が出てくるのではないか。

被害の拡大はもちろん怖かったが、自分の仕事として、検査をどうこなすべきか。実務上の判断も難しかった。

菌の量が少なくても感染し、発症するO157だが、細菌検査では菌を培地で増やして確認する必要がある。細菌検査では数日要するのが一般的だが、O157の場合は最短2日でできる。問題は検査の数だった。

すでに4月末になり、世間はゴールデンウィークに入ろうとしていた。この金曜、土曜を逃せば、次の平日は6日後になる。最初に告げられただけでも検査の規模はかなりのものだが、そこでもし、感染者が見つかり、さらに検査が必要となれば、連休前に資材を手配しておかなければ間に合わない。どのくらい資材を注文しておけば良いのか。まるで見当がつかなかった。

結局、思い切った資材の注文をしたのだが、その予想は結局、当たることになる。検査の結果、日曜日にはさっそく新たな感染者が見つかり、別グループの検査に発展する様相を呈してきたからだ。

感染が明らかになったのは、最初に感染した子の兄と、同じクラスの園児だった。園児のほうは予想内の結果であり、検便をその家族に拡げて実施することにした。見過ごせなかったのが兄のほうだ。こちらも家族内感染の可能性はあり、予測通りの結果といえばその通りだったが、小学生の兄はクラスで給食当番をしていた。つまり、小学校のクラスでも感染が拡がる可能性が出てきたのだ。

さっそくその小学校へ連絡を入れた。ここでも同じようにクラスの子どもたち全員と担任の検便を実施し、そのために説明会を開かなければならない。山田所長と西﨑係長、食品衛生担当の課長の3人で向かうと、校長、教頭、クラスの担任をはじめ学校関係者が迎えた。夜になると保護者が小学校に集まってきた。ゴールデンウィーク最初の日曜日だったが、もうそれどころではなかった。

翌月曜日になると、保育園での第2弾の検便の結果が出た。さらに2人の感染者が見つかった。最初に感染した子どもの母親と、保育園の担任の保母さんだ。保母さんについては、さらに家族の検便を追加した。

奈良県保健環境研究センターへは、小学校のクラスからの検体が届き始めた。保育園の検査をやっとやり終えたころのことだ。どこまで拡がるのか、４人の職員で休むことなく検査に従事し、その２日後の水曜日には小学校のクラスの結果も出した。

ここでも感染者が明らかになった。最初の子の兄の担任と、クラスメイトだ。そこでも各家族の検便を追加した。

最終的に奈良県保険環境研究センターでの検査は１５０を超えた。感染者は計７人だった。症状を示したのは最初の子だけで、残りは無症状だった。

## 最小限で食い止めた被害、だが、残された謎

最初の感染者の子から保育園のクラスメイトと担任の先生、さらに兄と母親にうつり、その兄から小学校へ感染は飛び火し、そこで担任とクラスメイトに拡大した。このような感染経路は明らかに思えた。

過去の例から、子どもどうしでのO１５７の感染はよく見られたが、今回、子どもから大人への感染も数件あるところを見ると、病原性は高くはないものの、感染力だけは強い種類なのだろうか。

検査するたびに新たに数人の感染者が見つかる。このまま検査を続ければ、芋づる式に感染者が増えていくのだろうか。次はどこへ飛ぶのか。

事件に関わった誰もが不安な気持ちで成り行きを見守っていた。感染しながら症状を示さない健康保菌者の存在が不安をよけいに大きくさせた。

O157は感染しても、抵抗力のある大人の場合は症状を現さないことも多い。だが、それが感染を拡げる一面もある。

無自覚のまま菌をあちこちにつけ、それに触わった人に感染させてしまう。が、その人も無症状であれば、その事実にも気づかず、いつの間にか感染を拡げてしまう。誰も気づかないうちに感染だけが拡がり、ある日突然、抵抗力の弱い子どもやお年寄りで被害が噴出するのだ。

その時にはもう止めようがない。幼稚園や保育園、高齢者施設など、抵抗力の弱い人が集まる場で深刻な被害をもたらす。誰もが1996年の悪夢を頭に思い描いた。

だが、結論から言えば、意外なことに事件はこの7人で終息を迎えたのだ。その後、感染者の家族などの検便を実施しても、新しい感染者は見つからなかった。7人の感染者も、期間を置いて再検査したところ、菌が再び見つかることはなかった。O157はあとかたもなく消えてしまったのだ。

とにかく被害は最小限に食い止めることができた。

最初に感染した子だけが症状を示したことは、後から考えれば幸いしたのかもしれない。その子が健康保菌者として知らない間に感染者を増やす役割を演じていれば、感染はまた別方面へ拡がり、集団から集団へと飛び火しながら拡大していったのかもしれないからだ。下手をすれば、もっと拡がっていた可能性はある。

もし、最初の子が症状を示さずに、感染だけが拡がっていったならば……。もし、病原性がもっと強く、感染した人に次々と症状を引き起こしていたならば……。

今回はこの程度で済んで本当に良かった。だが、今度、また、O157の事件が起きた時には、同じように行くだろうか。西﨑係長の胸には複雑な思いが残った。

結局、最初に感染した子は、どこから菌をもらってきたのかはわからなかった。

一般的に、O157の感染源として、多くの専門家たちが口を揃えて危険性を指摘するのが生肉や生レバーだ。

「(O157の感染は) 生肉や生レバーを食べたケースが多いんです。しかし、生食用レバーの加工基準に適合していると畜場は全国でも数カ所しかなく、現実に流通している生食用レバーの量はそれよりもずっと多い」(山田所長)。

つまり、一般に販売されている生食用レバーとは、加工基準に適合していないと畜場から出てくるものが圧倒的に多いということだ。それらは本来は焼いて食べることを前提に加工されているため、菌数についても特に規制がないという。事前に取り締まろうとしても、限界があるのだ。ちなみに生肉については、カンピロバクターやサルモネラ菌による食中毒も多くの専門家が懸念している。

販売する店でも、消費者が求めるから出す。出さなければ客が来てくれない。お互いにやめられない事情がある。また、大人が食べてO157に感染したとしても、症状を示さないケースも多く、食べ慣れている大人が、自分は大丈夫だと、子どもにも勧めて感染させてしまうケースもあるという。抵抗力の弱い子どもだけが発症して大あわてする。

今回の事件の原因が、こうした生食用のレバーや、同じようにO157の感染が懸念されている生肉であったかどうかはわからない。だが、多くのO157感染にそのような事例が多いことを振り返れば、O157自体には恐怖心に近い強い警戒心を持ちながらも(それは決して間違ってはいない)、その予防には案外、無頓着で、食べたいものを好きなだけ食べようとする身勝手な消費者の姿も浮かび上がってくる。

O157はセ氏75度1分で死滅するため、肉も焼けば安心だ。だが、焼き肉店でも(あるいは家庭でも)、焼くために生肉を取り上げ、その同じ箸でそのままものを食べる不衛生な習慣を続けている人も多いのではないか。生肉を扱う時はトングを用い、自分のご飯を食べる時は自分の箸を使う。ちょっとしたことで感染は防げるという。

ふだんの調理時の衛生管理をはじめ、実際に感染者が出た時の下痢の処理など、O157の感染を防いだり、対処したりする手だては、多くの保健所や衛生研究所がホームページで紹介している。「O157」と「感染防止」をキーワードに検索すれば、容易に見つけることができる。

ひとたび事件が起これば、保健所や行政がつるし上げられる光景は珍しくない。だが、予防のカギは、案外身近にもある。大人の不注意で、子どもを危険にさらしているとすれば、すぐに改めるべきだろう。

# 新型
# インフルエンザ
# 攻防の最前線

第2章

## WHOはついに「フェーズ4」を宣言した

「当初、メキシコでは死者もかなり出ていると報道され、たいへんな状況と思っていました。アメリカからの情報もまだ少ない時にスタートしたこともあって、相当な警戒感を持って臨みましたね」

２００９年4月24日の金曜日、厚生労働省関西空港検疫所の柏樹悦郎所長は、メキシコとアメリカで新型インフルエンザが発生したという世界保健機関（ＷＨＯ）の発表を知り、ついに来るべきものが来たかと息を呑んだ。

以前から、アジアを中心に発生していた鳥インフルエンザには常に注意を払っていた。鳥インフルエンザは、基本的には鳥から鳥へうつる病気だ。だが、ウイルスが変異していく中で鳥から人へうつるものも現れ、東南アジアや中国では、実際に人間に感染して大きな被害をもたらしてきた。感染した人の5～7割が死亡するという事実に誰もが驚愕し、その封じ込めに必死になった。

それは成功することもあったが、失敗もあった。アジア大陸を横断するように感染が拡がり、国から国へ伝播していった例もある。だが、専門家たちが本当に恐れたのは、そのウイルスが、やがて人から人へうつる性質へ変わることだ。

鳥から人へという感染ならば、感染源である鳥を処分することでウイルスの拡がりを防ぐことができる。事実、それまで、鶏などを大量に殺処分することで、何とか一地域で封じ込めた例は多い。

だが、もし、人から人へうつる鳥インフルエンザが現れれば、そうはいかない。人間はそんなインフルエンザへの免疫を全く持たないため、たちまち感染は拡がっていく。

1918年、世界中で猛威を振るい、6億人が感染して、4千万人もの死者を出したとされるスペイン風邪が、当時でいう〝新型〟インフルエンザだ。新型インフルエンザは数十年のサイクルで世界に現れるとも言われ、ひとたび現れれば甚大な被害を世界各国にもたらす。今回も多くの警告が出され、日本でも、人口の4分の1にあたる3千2百万人が感染し、最悪64万人が死亡するという予測も出されたほどだ。

Xデーの到来に備え、日本ではそのための行動計画も作られた。いつ、来るのか。誰もが固唾(かたず)を飲んで見守るさなか、2009年4月23日、メキシコ政府は、その年の2月からメキシコ国内で拡がっている呼吸器障害や高熱の病気が新型インフルエンザであることを正式に認め、WHOの発表が続いた。

ついに来るべきものが来た。衝撃が走った。ただ、それは鳥インフルエンザではなく、豚から人へうつる豚インフルエンザだった（この呼び名は、豚肉を介してウイルスが拡がるとの誤解の恐れから、その後、新型インフルエンザに改められた）。が、人間が全く免疫を持たない新型インフルエンザという点ではかわりはなかった。

「パンデミック」という言葉とともに、人々の不安をかきたてたのが「フェーズ」という言葉ではなかっただろうか。世界保健機構（ＷＨＯ）が、新型インフルエンザの流行の度合いを示したものだが、その値が上がるたびに、自分の周辺に火の手が迫るような気持ちにさせられたものだ。

４月23日、メキシコでの流行が新型インフルエンザと発表された時、ＷＨＯはこれがまだ、明確に人から人へ感染するものではなく、その直前の状態である「フェーズ３」としている。この時点では、これまで東南アジアや中国で時折、発生しては何とか封じ込めることができていた、かつての鳥インフルエンザのイメージがあったのかもしれない。

だが、４日後の４月27日、それはあっさりと破られる。この日、ＷＨＯはついに「フェーズ４」を宣言し、人から人への感染はもはや止めようがない事実を認めたのだ。感染は間違いなく世界で拡がるだろう。

それを受けて日本でも厚生労働大臣が緊急記者会見を開き、国内でも本格的に新型インフルエンザ体制を敷くことを宣言した。

この時、日本ではまだ感染者は見つかっていなかった。厚生労働大臣は会見の席上、「ウイルスの国内への侵入を阻止するため、水際対策の徹底を」と表現した。この「水際対策」という言葉が、その後の日本の対応を象徴することになる。つまり、新型インフルエンザウイルスを国内に絶対に入れないことが、あたかも日本の目標であるかのように印象づけられていった。

現実は違っていた。

感染力の強さからして、日本国内へのウイルス侵入を阻止することなど不可能だと、多くの専門家にはわかっていた。人間が全く免疫を持たないという点では、今回の新型インフルエンザ（豚インフルエンザ）も、恐れていた人から人へうつる鳥インフルエンザもかわりはない。世界中に拡がることは時間の問題だったのだ。

それからほどなく、メキシコでの高い死亡率に比べ、アメリカ、カナダではそれほど高くないことも明らかになっていく。当初は衛生状態の良くない地域で感染が拡がったためだろう、死亡者数も決して少なくはなかったが、先進国では死亡率は必ずしも高くはなかった。

後に、この新型インフルエンザは、その症状の重さも季節性のインフルエンザと大きく変わらないことがわかってくるのだが、この時点ではまだまだ楽観視は許されない段階だ。

だから、記者会見に臨んだ厚生労働大臣の緊張した表情は本物だったに違いない。だが、これをきっかけに「水際対策」という言葉が一人歩きし、同時に、現実以上に恐ろしい新型インフルエンザのイメージが形作られていったことも事実だ。

２００９年2月に改定された最新版の「新型インフルエンザ対策行動計画」を見ても、海外で新型インフルエンザが発生した第一段階では、「ウイルスの国内侵入をできるだけ阻止する」と書かれている。「水際対策」との表記もあるが、それは決して１００パーセント、ウイルスの侵入を阻止する意味ではない。

完全な阻止は不可能だ。

一度に多くの人が感染して寝込んでしまえば、仕事や家事を行うことができず、社会的、経済的にも回らなくなってしまうだろう。

だが、水際でウイルスを持っている人をできるだけ見つけることができれば、たとえ見逃したわずかな感染者が国内へ入り込んでも、感染が拡がるスピードを遅らせることはできる。

たとえ多くの人が感染するにしても、その時間をズラして一度にかかる人を少なくすることができれば、家庭や職場の機能は、まだ、感染していない人や、感染が終わって回復した人が維持してくれる。

一度にたくさんの人が新型インフルエンザにかかることを防ぎ、社会生活を麻痺させないように感染の山をなだらかにすることが、行動計画の目的だった。

こうして、メキシコから始まった新型インフルエンザの感染は瞬く間に世界に拡がり、やがて、日本にも押し寄せつつあった。日本の「水際対策」は始まった。検疫体制は強化され、感染者やその疑いのある人の隔離や停留などの強制措置、徹底した健康監視が行われるようになった。

## 「水際対策」の最前線、国際空港

関空（かんくう）の呼び名で知られる関西空港は、大阪市から南西へ約40キロメートル、大阪湾の埋め立て地に作られた国際空港だ。世界30カ国、70都市との定期便が就航し、国内便と併せて利用客は年間で1千500万人に及ぶ。国際便の数だけで比べれば、国内では成田空港に次ぐ規模を持つ。

ここで海外からの感染症の侵入防止と、輸入食品の監視の主に2つの業務を担うのが、厚生労働省関西空港検疫所（以下、関西空港検疫所）だ。職員は総勢75人。国際線を通じて海外から大勢の人が日本へ入ってくる空港は、まさに、新型インフルエンザの日本侵入を防ぐ最前線となった。

「『フェーズ4』へ向けていかに対策を打つか。形は『行動計画』で確かにできてはいましたが、現実にそれをどう実行にうつすのか。役所では、『関係者・関係機関との連携』という言葉が好きでよく使うんですが(笑)、この時ほどそれが本当に必要だとつくづく思いましたね」

こう当時の心境を語るのは、関西空港検疫所検疫課の空港検疫管理官、矢部さんだ。関西空港検疫所の中でも、30人ほどの検疫課は、その名の通り、空港の検疫を担当し、新型インフルエンザでも主要な役割を果たすことになった。

WHOの「フェーズ4」発動とともに、日本では「水際対策」が始まり、国際線の入る成田、中部、福岡、そして関西空港で検疫強化が図られたが、その内容は大きく二つある。ひとつは従来からある検疫の窓口でのチェックを強化すること。そしてもうひとつが、感染国から飛来する飛行機に直接、乗り込み、機内検疫することだった。

いずれにしても、検疫課の30人ほどの人員ではとても追いつかない仕事だった。普段から検疫課では、早朝、深夜に到着する国際便に備え、1班8人、3班が24時間、交代で泊まり込みながら業務に就いていた。4月は人事異動が終わったばかりで、スタッフ自身、この不規則な就業サイクルや仕事に慣れ切ってはいなかったという。

そこへ「フェーズ4」のニュースが飛び込み、新たな仕事が加わった。神戸、大阪など、近隣の主に港湾で検疫業務に携わる人々が応援として次々に駆け付け、何とかマンパワーを確保したという。

混成部隊での検疫業務が始まった。

海外から飛行機でやってきて関西空港へ降り立った人は、どこよりもまず先に検疫の窓口に向かう。そこを通過した後、入国審査、手荷物受け取り、最後に税関での検査をパスして、初めて日本に入ることができる。

まず、この空港の検疫の窓口では、通過しようとする人、全員に質問票を配って書き込んでもらい、少しでも体調不良の兆候があれば見逃さないようにした。従来は口頭で簡単な質問をしていただけだった。それでも窓口は混雑しがちだったが、それに加え、乗客にとっては手間のかかる用紙への記入が加わり、検疫官にとってもそれを読み込み、不審な点があれば即座に質問して確認する作業が加わった。

ただでさえ混み合っていた窓口はごったがえすことになった。すぐにゴールデンウィークが始まったが、その後半になれば帰国する日本人も急増した。

検疫強化を表すものとして、ニュースでよく取り上げられたのが検疫窓口に設置したサーモグラフィだろう。人をカメラで撮影すれば、表面から放射される赤外線を測って即座に温度を映像化してくれる。あらかじめ一定の温度以上を目立つ色に設定しておけば、熱のある人を赤く浮かび上がらせるなど、ひと目で見分けることができる。従来から設置されていたが、その台数を増やして対応した。

だが、それはあくまで目に見える部分であり、実際に重要だったのは、体調不良の人を見逃さない検疫官の技量だった。

「(健康調査用の）用紙は英語・フランス語・中国語・韓国語版を揃えましたが、はっきりと書いてなかったり、字が読めなかったり。それで窓口で聞き直しても、日本での所在地がわからなかったり、これから宿を決めるという人がいたり……。もちろん一番大事なのは症状があるかどうかなんですが、用紙には問題ないと書いてあっても、よくよく聞いてみると具合が悪いという人も出てきます」（矢部さん）。

少しでも不明瞭なことがあれば質問する。アメリカ、カナダ、メキシコからの直行便は、後述するように機内検疫となって別扱いになったが、それ以外の国からの人の中にも、これら新型インフルエンザが蔓延している国を通ってやってきた人もいる。それも見逃さずにチェックし、発熱、咳など、新型インフルエンザの症状があれば、すぐ脇の健康相談室へ案内した。

そこでドクターに診てもらい、必要ならば簡易検査を行う。新型インフルエンザを示す結果が出れば、さらにPCR（ウイルスの遺伝子を増幅して分析する手法）検査を行い、感染が間違いないか確かめるのだ。

長蛇の列を待つ人たちは明らかに苛立っていた。検疫官が座る窓口からは、その様子が真正面から目に入る。できるだけ早く済ませたいところだが、手を抜くことはできない。新型インフルエンザの国内侵入を許してしまう。常にプレッシャーを受けながらの業務は、普段の数倍のストレスをもたらした。

「実際に怒り始める人もいました。私も、罵声が飛ぶ場面を何度も目にしました。確かに気持ちはわかります。しかし、大部分の人はじっと我慢してくれた。日本では、新型インフルエンザについては大きく報道されていたので、たいへんな事態だということは理解していただいたと思います」（矢部さん）。

手順が定着していくと、航空会社ではあらかじめ質問用紙を機内に持ち込み、そこで記入してもらうよう乗客に要請もしてくれるようになったという。

## 機内検査は、汗だくの重労働に変わった

もうひとつ、空港の検疫で新たに加わったのが機内検疫だ。防護服姿の集団が飛行機内

へと乗り込んでいく、ものものしい姿をニュースで見た人も多いはずだ。

メキシコ、アメリカ、カナダの〝感染国〟からの直行便については、飛行機が着陸して所定の場所に着いた時点で、ドクターが1人ないし2人、ほかに検疫官が数人の計6〜7人のチームが、直接、飛行機に乗り込んで行くのだ。

席についたままの乗客を相手に、まず、質問票を配り、その場で回答してもらう。回収した中から体調不良などチェックすべき人が見つかれば、ドクターを呼んでその場で症状を診る。

発熱や咳、喉の痛みなど、新型インフルエンザの症状にあてはまるようならば、そこで簡易検査の実施となる。喉の奥や鼻の中を綿棒でこすって専用の試薬に溶かし、それをキットに滴らす。10〜15分ほどで結果が出る。A型が陽性（プラス）、B型が陰性（マイナス）と出れば、新型インフルエンザに感染している疑いが出てくるため、本人はただちに病院へ運ばれる。

簡易検査だけでは、新型インフルエンザかどうか断定することはできない。A型が陽性と出れば、「新型インフルエンザ」が疑われるが、「Aソ連型」か「A香港型」の可能性もある。そのためPCR法（遺伝子検査）で確認するのだが、それには本格的な設備が必要で時間もかかるため、鼻や喉を拭った検体を検疫所の検査課に運んで検査を進めることになる。

国際便になると1機に乗客は200人ほど、多ければ400人を超える。それだけいれば1人か2人は体調の不良を訴えてもおかしくはない。全員に質問票を配って回収するだけでも手間も時間もかかるが、1人でも具合の悪い人が見つかれば、ドクターに診断してもらい、簡易検査で15分、その準備など前後の時間もあわせて20分、30分はすぐに経過してしまう。

だが、狭いシートでじっと待つ乗客にとっては長い時間だ。機内検査が始まったばかりのころは、飛行機の外でマスコミも待ち構えており、ただでさえ苛立つ神経を逆なでした。そしてそれは、防護服姿で仕事を進めなければならない検疫チームにとっても、忍耐が試される時間だった。

分厚い防護服では、ただでさえ狭い機内で思ったように身動きができない。手袋をしているためペンを握ることも大仕事になり、保護メガネを通して見る機内は、どこも同じように見えてしまう。質問用紙をどこまで配ったのか、わからなくなる。

フィルター機能の高いくちばし型の特別製マスクは、確かにウイルスを通さないが、息も苦しい。声も遮られるので、乗客との意志疎通もうまくいかなくなる。普段ならばどうということのない仕事が、汗だくの重労働に変わった。

「とにかく自分自身が感染しては仕事になりませんので、防護服は必須。克服しなければなりません。が、それが毎日、続くとなると、それはそれはかなりつらい仕事でした。最初はこちらも慣れておらず、ギクシャクやっているのが乗客の方にもわかったのでしょう。『ダメだなあ、もっと訓練しなくっちゃ』と言われたこともあります（笑）」（矢部さん）。

確かに乗客の指摘には、耳を傾けるべきことも多かったという。口頭で行っていた説明を、文書で渡すことにしたのも、ある乗客からの要望がきっかけだった。簡易検査も、初めは喉や鼻を拭った検体を検疫所の検査室まで運び、そこでキットにかけていたが、それでは時間がかかり過ぎるため、機内にキットを持ち込むことにした。

このように検疫チームは、毎回の機内検疫が終わるたびに、反省会を開いて少しずつ方法を改善していった。時間や手間を短縮すれば、仕事が能率的になるだけでなく、何より乗客への負担を減らすことができる。

普段にはない出来事だったため、機内検疫ではエピソードにこと欠かなかったようだ。ある時、テレビ番組に機内検疫の様子が映し出されて驚いたことがある。マスコミに機内を公開した覚えはなかった。乗客の1人が、自分の携帯かムービーカメラでこっそり撮ったらしい。

こうして四苦八苦しながら業務を遂行していく中には、当然、感染が疑われる人も出てくる。前述通り、簡易検査を行い、そこでA型と判断されれば即座に病院へ送る。喉や鼻を拭った綿棒を試薬に溶かした検体は、検疫所の検査課へ送って、本当に新型インフルエンザに感染しているのかPCR法で確かめる。

本人についてはここまでだが、さらに先がある。濃厚接触者を調べるのだ。感染が疑われる人と飛行機で座席が近い人、海外でいっしょに過ごした人には、空港内に設けた特別な部屋へ向かってもらう。そこで、感染が疑われる人のPCR検査の結果を待つ。結果が出るまで5～6時間ほどかかる。

実際に機内検査を実施した中で、新型インフルエンザの感染者が見つかったのは1件だけだった。多くの場合は、疑いが晴れたが、それでもそのたびに何十人という人が5～6時間待たされることになった。

機内検疫をじっと我慢していたのに、その上、さらに待たされるとなれば怒り出す人もいる。旅行先でいっしょだったならまだしも、たまたま感染が疑われる人と席が近かっただけでは、運が悪いと言うしかない。

「感染したことが悪いわけではない。たまたまその人のそばに座っただけの人なら、なおさら責任があるわけではない。でも、それでも隔離されたり、停留されたりするのが法律。こちらの説明不足もあったのでしょう。なかなか理解してもらうのも難しかったですね」（矢部さん）。

さらにその先もある。その時点で病院へ運ばれた人が感染していないとわかれば解放されるが、感染が判明すれば、待たされている人もすでにうつっている可能性があるため、さらに1週間、健康監視として〝停留〟措置が執られるのだ。あらかじめ決められたホテルなどにこもってもらい、発症しないかどうか確かめるためだ。

## 「時間稼ぎ」の本当の意味

「通常、行っている食品検査などは、仮におかしな結果が出ても期限内であれば再試験も可能です。しかし、今回の場合、感染が疑われる人ばかりでなく、濃厚接触者である方も含めて何十人も足止めしているわけです。ですから、少しでも早く行いたいし、だからといってミスは許されない。一発勝負とでも言うんでしょうか、非常に緊張してあたりましたね」

関西空港の検疫窓口や機内検疫で感染が疑われる人が現れれば、その場で簡易検査を行うが、それでも疑わしい結果が出た時は検査をＰＣＲ検査へと進める。それを担っていたのが、関西空港検疫所の検査課だ。同課の鎌倉課長もまた、以前から、新型インフルエンザの日本到来を危惧していた1人だった。

遺伝子を確認してウイルスを特定するPCR検査を行うには、高度な設備も高い技術も求められる。そのため関西空港検査課では、いざという時に備えて訓練を積んできた。だが、それは、鳥インフルエンザを想定してのことだった。

実際にやって来たのが豚インフルエンザと知って、鎌倉課長は慌てたという。PCR検査の基本的な操作は同じでも、試薬や手技は微妙に違うからだ。

安全実験室での操作に習熟する必要もあった。新型インフルエンザは非常に危険なウイルスと思われていたので、PCR検査にかけるためにウイルスからRNA（リボ核酸）を取り出すまでの操作は、気圧を下げて常に外から中へ空気が通い外へ汚染を拡げない安全実験室での作業が不可欠だった。

厚生労働大臣によって検疫体制の強化が宣言されたのが4月28日。だが、その時、豚インフルエンザである新型インフルエンザのPCRの検査法は確立していなかった。「武器がない」状態に苛立ちながら、鎌倉課長は、国立感染研究所で検査法が確立されるのをじっと待ったという。関西空港検疫所で、実際にその手法が使えるようになったのは5月6日になってからのことだ。

すぐに新しい検査手法に習熟するための訓練を開始した。駆け付けてきた応援部隊とともにそれを共有する必要もあった。その間も、いつ検査依頼が飛び込んでくるかわからない。関西空港では国際便は早朝と深夜に多い。毎回、検疫の窓口や機内検疫で有症者が見つからないか聞き耳を立てた。実際にいると知ると、緊張して簡易キットの結果を待ち、そこで疑わしい結果が出れば、検体が届くのをじっと待った。訓練で腕を磨きつついつでも検査できるよう常にスタンバイ状態を保つ落ち着かない日々だったという。

いざ、ＰＣＲ検査となれば、それが夜に来たものであっても、その日のうちに結果を出した。感染が疑われた本人や濃厚接触者を待たせてはいけない。それに加え、厚生労働省をはじめ他の検疫所、保健所、さらにマスコミが結果を今か今かと待っていた。

鎌倉課長は、かつて神戸の検査センターにいた時に携わったＢＳＥ（牛海綿状脳症）の検査を思い出したという。

当時は、日本にＢＳＥが入り込んでいるのか、この新型インフルエンザと同じように、多くの人が検査結果に注目した。異常なまでの緊張感のもとで検査を行うには、専門知識や技術だけでは足りなかった。プレッシャーに負けないだけの気力が必要だったのだ。

検査依頼がない時は、相変わらず課内での訓練に励んだ。マイクロピペットの操作では、検体や試薬の量のわずかな狂いや外部からの汚染で、検査は台無しになる。あらかじめ、陽性が出ることがわかっている豚インフルエンザのウイルス（陽性コントロール）を手に入れ、それを希釈して検査する方法も採った。検出されれば検査に問題はないが、されなければどこかにミスがある。陽性コントロールを二つに分け、違う検査員が別々に検査して結果を照らし合わせるようなこともした。

国内にウイルスを全く入れないことなど、不可能だとは頭ではわかっていた。だが、たったひとりの感染者も見逃さない。その意気込みは本物だった。

だから、5月16日、神戸市内で渡航歴のない人の感染が明らかになった時の衝撃は大きかったという。新型インフルエンザは検疫をすり抜けただけでなく、国内で人から人へとうつっていたのだ。すでに広く蔓延している可能性を示す出来事だった。

「いつかそんな時がやってくる、ということはわかっていました。入ることを食い止めることはできない。我々もそれを想定して、（検疫は）あくまで国内の対応ができるまでの〝時間稼ぎ〟ということでやっていたんです。が、ニュースを聞いて、相当、ガックリ来たことは確かですね」

一般に、「時間稼ぎ」という言葉には、本当の問題に向き合わず、解決を先延ばしにするニュアンスがある。だが、この新型インフルエンザについての「時間稼ぎ」とは、ちゃんとした意味のある言葉だ。

新型インフルエンザは、いつかは日本国内に拡まる。だが、それが一度に起これば、多くの人が動けずに社会的な機能が失われてしまう。検疫というウイルスの入り口を絞り込むことで少しでも多くの人の感染を遅らせ、感染のピークの山を崩して、なだらかにする「時間稼ぎ」が、検疫の本来の目的だった。

検疫課の矢部さんも、神戸で感染者が見つかった時はガックリと来たという。だが、こうも語っている。

「潜伏期間も考えれば、そもそも水際で食い止めるのは無理なこととはわかっていました。しかし、それでも、1人でも多くの感染者を食い止めようと必死でやってきたんです。カッコつけて言うわけじゃありませんが、本当にそれが検疫の使命なのだと信じてやりました。そんな強い意識があったから、激務も乗り越えられた。自分が倒れたらいかんと思って続けられたのだと思います」

国内ではさらに感染が拡がっていった。5月22日、ついに機内検疫は終了し、海外からの渡航者への質問票の配布も中止するなど、「水際対策」は大幅に縮小された。国内で感染が拡まっている以上、検疫で感染者の流入を食い止めることはもはや意味がない。対策の前線は国内へと移されたのだ。

「実践と訓練とはやはり違います。そもそも本当に新型インフルエンザが来るのか。4

月以前ではそんな気持ちもありました。だが、こうして実際にやって来た。本当に起こるんだ。4月以前と今とでは、我々の構え方は全く変わったんです」（矢部さん）。

応援部隊も去っていった。その後姿を見ながら、矢部さんは公文書によくある「関係機関との連携」は本当に必要なのだとつくづく思ったという。最前線に立った人だから実感できることだった。

## 検査は本当に正しく行われているのか

関西空港から東へ60キロメートル、O157の章でも登場した奈良県の地方衛生研究所、奈良県保健環境研究センターでも、新型インフルエンザとの格闘が続いていた。

「みなさん、検体を器械へ放り込めば、陽性なのか陰性なのかすぐに結果が出ると思われている方も多い。しかし、現実の検査は非常に微妙な部分がある。結果を出す勇気というか決意というか、責任の重さを非常に感じましたね」

新型インフルエンザに感染しているのか、していないのか。本人やその家族ばかりでなく、行政やマスコミ関係者など、多くの人が見守る中、冷静に検査を続けることの難しさをこう語るのが、同センターの玉置守人所長だ。

２００９年5月8日、日本国内で初めて新型インフルエンザ感染者が見つかった。渡米していた大阪の高校生ら3人だった。5月16日には、神戸市内の高校生の感染が判明する。渡航歴はなく、国内で別の誰かから感染したことは明らかだった。日本ではすでに新型インフルエンザの「人・人感染」が始まっている。見つからなくともかなりの数にのぼっていてもおかしくない。

事実、その後も、各地で続々と感染者が見つかっていくのだが、それを複雑な気持ちで見守っていたのが、奈良県保健環境研究センターの玉置所長と、ウイルス・細菌担当、統括主任研究員の北堀吉映さんだった。

大阪、兵庫に続いて、5月20には滋賀県で20歳の男性が、5月21日には京都で小学生が、そして、5月27日には和歌山県で20代の男性の感染が判明した。奈良県でも感染者が見つかるのは時間の問題だろう。毎日、奈良県保健環境研究センターに次々と持ち込まれている検体のどれかに、必ず陽性になるものが混じっているはずだ。

そう信じて4人のチームで検査を黙々とこなしていたが、いつまで経ってもその日はやってこなかった。疑わしいと思われた検体は全て陰性だったのだ。

本当に陰性なのだろうか。

ふと、北堀さんの胸の片隅にわいた疑念は、日を追うにつれて大きくなっていった。世間では、新しい感染者が見つかるたびに大騒ぎになり、感染者がどういう行動を取り、誰と接触したかまでこと細かく報じるメディアも現れていた。日本中が感染者探しに血眼になり、いわば、その期待通りに各県で見つかっていったのだが、奈良県だけには現れなかった。取り残される気持ち、疑念に不安と重圧が加わっていった。

検査は本当に正しく行われているのか。

いや、完璧なはずだ。が、人間のやることだ。ミスがあってもおかしくない。

現在は分析のためには高度な機器が開発されている。だが、それでもそこへ検体を放り込めば、ポンと結果が出るわけではない。簡易キットはそれにかなり近いところまで行っているが、前述の通り、それが本当に新型インフルエンザなのかどうかまでは確定できない。絞り込むのがせいぜいだ。

確定のためにはＰＣＲの検査が必要だが、それはかなり複雑な過程を経なければならない。

まず、感染者と疑われる人の喉の奥か、鼻の中を綿棒で拭う。ここまでは簡易検査と同じだ。簡易検査の場合、拭った綿棒を専用の検体採取用の液につけてキットに滴らせれば、陽性ならば15分前後で白いシートに1ミリほどの線が浮かび上がる。

ＰＣＲの場合、鼻や喉の奥を拭った綿棒は特別なウイルス輸送培地で充分にかくはんし、綿棒を浸したままの状態で冷蔵保存、検査機関へ運ぶ。PCRは特別な機器や設備の揃ったところでなければできないからだ。鼻汁をそのまま採取して冷蔵保存して運ぶ場合もある。これらは検体と呼ばれる。

検査機関で最初に行うのが前処理だ。運ばれてきた検体とウイルス遺伝子（RNA）抽出用の溶液を混合し、試薬を加えて検体に含まれるウイルスのRNAを抽出する。

次に、この抽出液と、新型インフルエンザウイルスの遺伝子の特定の部分（塩基配列）に対応するDNA（デオキシリボ核酸）の小断片――プライマーが含まれる試薬と混合すると、RNAがDNAに変換される。その後、この混合液の温度の上げ下げを繰り返すことで、ウイルスのDNAの増幅が行われる。

その様子をリアルタイムPCR装置で測定して、あらかじめ用意した陽性コントロール（新型インフルエンザウイルスと同じ反応を示す豚インフルエンザウイルスのRNA）のカーブと同じならば新型インフルエンザウイルスであり、そうでなければ違うものと判定する。

前処理に約1時間。リアルタイムPCR検査で3時間から4時間、トータルで5〜6時間を要する仕事だ。

ウイルスを浮遊させた培地や試薬、あるいはその混合液は、100万分の1リットル単位のごくごく微量を量って扱わなければならない。マイクロピペットは最近はデジタル表示のものも現れ、取り扱いは比較的、楽になってはいるものの、それでも習熟が必要だ。

前処理の前半部分、運ばれてきた検体とウイルス遺伝子（ＲＮＡ）抽出用の溶液を混合するところまでは、陰圧にした安全室で行う必要もある。中の気圧を低く保っているので、空気は外から中へ一方的に流れ、ウイルスを外へ漏らすのを防ぐ部屋だ。危険物を取り扱う時に使う部屋で、場合によっては防護服や手袋、保護メガネなどの着用も必要になる。今回はマスクと手袋の着用だけだったが、それでもただでさえ神経を消耗する仕事にさらに負担が加わった。

ウイルスから取り出したＲＮＡには害はないため、その後の検査は通常の白衣だけで行うことができるのだが、それでも試薬を１、２滴よけいに入れ間違えただけで、検査を台無しにしてしまう。厳密な操作が求められる。検査には高い技量が必要なのだ。

奈良県保健環境研究センターでは、どんな検査員でも正確に検査できるよう、日頃から訓練を積んでいた。いくつかに分かれた過程をひとつひとつ繰り返し繰り返し習得し、全過程を身につける。

実際の検査では、１人の検査員がひとつの工程を繰り返し行うのが常だ。いくつかの過程を掛け持ちしながら検査を行えば、それらを行き来する間にウイルスや試薬を誤って混合させてしまったり、汚染させてしまったする可能性があるからだ。長時間、神経をすり減らすような作業を、正確に、忍耐強く、集中して行わなければならない。疲労は並大抵ではなかった。

宇宙船がある惑星に到着すると、コンピュータがただちに外気を分析して、酸素○パーセント、窒素△パーセント……、ここは安全だから宇宙服なしで外に出られると告げる。機械がいとも簡単に答えを出すシーンは、SF映画ではよく見られるが、現在の分析は、そんなイメージとはほど遠い。

技術は日進月歩で、今も高度な分析機器は揃っている。だが、それでも検査とは、検査する人間の技量があってこそ成り立つものだ。そして、人間が介在する以上、不完全さからは逃れられない。100パーセントミスがない、とは絶対に言い切れない。

5月も終わろうとしていた。奈良県ではまだ感染者は現れなかった。本当に検査は間違いなく行われているのか。北堀さんの自問自答は続いていた。

## なぜ、偽陽性ばかりが続くのか？

同じ検体を他の機関にも出し、自分たちが出した結果と見比べてみたこともある。

同じ結果だった。自分たちのやり方が間違っている形跡は見当たらなかった。新型インフルエンザのPCR検査は今回が初めてだったが（日本のどこの検査機関も同じだが）、もともとどんな分析もこなしてきたベテラン揃いだ。腕には自信があった。だが、それでも北堀さんを不安にさせたのが、PCR法による検査の前に行っている、空港の検疫や病院での簡易検査の結果だった。

この奈良県保健環境研究センターのような専門機関でPCR検査をするケースは、簡易検査でA型が陽性（同時にB型が陰性）になった場合だけだ（厳密にはA型が陰性であっても医師が新型インフルエンザを強く疑えばPCR検査を行う）。つまり、簡易検査をスクリーニングにして、疑わしいケースだけを専門機関へ送り、厳密なPCR検査で確認をする、という手順になっているわけだ。

だが、奈良県保健環境研究センターでのPCR検査の結果は、これまでも何度も述べたように常に陰性だったのだ。

確かに、簡易検査で疑わしくとも、それは新型インフルエンザではなく、A香港型かAソ連型のどちらかの可能性はある。だが、ふつうはどちらも冬に流行する。この時期に、A香港型、Aソ連型の患者が続くとは思えなかった。新型インフルエンザではなく、同時に、A香港型でもAソ連型でもないのに、簡易検査で陽性と出てしまう。そんなケースが多すぎるのではないか。さすがに本当に何かがおかしいのだと思わざるを得なかった。

ＰＣＲ検査に間違いがないとすると、簡易検査のほうに問題があるのではないのか。北堀さんは簡易検査の結果を自分の目で見たいと思い始めた。

奈良県保健環境研究センターへ簡易検査のキットそのものが送られてくることはなかった。検体とともに持ち込まれるのは、検査した医師が「陽性」と書き込んだ所定の用紙だけだ。本当にキットでは陽性と出ているのだろうか。

ＰＣＲ検査を開始してひと月ほどが経った6月初め、北堀さんはついに、ＰＣＲ検査の検体を送付する際、簡易検査の結果を示したキットそのものも添えるように要請した。

果たして〝現物〟が届き始めると、真相が見えてきた。

送られてきたキットでは、確かに白いシートのAの部分に線が現れている。A型が陽性という意味だ。だが、どれもそれが異様に淡い。陽性を示す見本の陽性コントロールの結果と見比べると、線の濃淡の差は歴然としていた。

陽性ではない、偽陽性なのだ。本当は陰性にもかかわらず、うっすらと線が出てしまう現象だ。

それは以前から指摘されていたことだった。現場で、簡易検査を行う医師も、偽陽性があり得ることはわかっていたはずだ。わかっていながら陽性としたのだろう。

当時は日本全国、患者探しにやっきになっていた時だ。少しでも感染の疑いがあれば確かめてみるべきと、実はあやふやな簡易検査の結果も、〝念のために〟と全てPCR検査へ送り込んでいたのだろう。そこで陰性と出れば、それはそれでいいではないか。少なくとも見落としはぐっと少なくなるはずだ。

専門家である医師の判断は、ひとつの曇りもなく明快と勝手に思い込んでいた。だが、実はあやふやな点が多く残され、それをPCR検査へ先送りしていたのだ。

その後も、同じようなケースは続いた。医師は簡易検査でA型が陽性だったと記入してPCR検査を求める。だが、PCR検査では新型インフルエンザウイルスは陰性。簡易検査のキットの結果を見直すと、確かにその線はあまりにも淡かった（全く見えないわけではない）。

一連の疑問は、この偽陽性で説明がつきそうだったが、それでも北堀さんの気持ちは100パーセント晴れることはなかった。可能性としては、偽陽性の反対、偽陰性も考えられたからだ。

本当に新型インフルエンザに感染していたとしても、ごく初期の段階ならば身体にあるウイルスの量は少なく、喉や鼻からサンプルを採取してもウイルスはわずかしか採れない。その時は本当に淡い線しか得られない（あるいは全く出ない）。本当は陽性なのに陰性と出る——偽陰性だ。

鼻の中や喉の奥を綿棒で拭う際の医師の技量にも差はあるだろう。ならば、感染しているのに、淡くしか線が出ない人がもっといてもおかしくはない。

だが、何度も繰り返すように、淡い線が出ても、PCR検査では全て陰性——偽陽性だった。偽陽性ばかりが続き、偽陰性は決して出ない。なぜなのか。新たな疑問が北堀さんを悩まし始めた。

## 見えてきた真相

「感染すると熱が上がり始め、ピークになるのが2日目から3日目。しばらく高熱が続いた後、熱は下がっていく。ウイルスの量も同じようなカーブを描く。ウイルスの少ない初期——例えば感染から24時間ほどではそれほど自覚症状はない。悪寒を感じ、鼻水も出て、喉も痛み、熱が出始めると、これはひょっとして新型インフルエンザではないかと医者へ向かう。その時にはウイルスの量は充分に多くなっている。簡易検査を受ける人たちは、熱も上がって体調が悪くなり、ウイルスの量も充分に増えている。逆にいえば、ウイルスの少ない初期の段階で検査を受ける人は常識的にはあり得ないんです」（北堀さん）

簡易キットの淡い線は、偽陽性の可能性を示していたが、その反対の偽陰性のケースは決して見つからなかった。なぜなのか。

考えてみれば当たり前のことだった。医者の簡易検査を受ける人たちは、その時点ではっきりと新型インフルエンザの病状を示している人だ。体内のウイルスの量も充分に増えている。ウイルスの量が少ないために、淡い線しか現れないということは、そもそも起こるはずがない。

もちろん例外も考えられた。ごく初期の段階で体調不良に気づく敏感な人もいるかもしれない。周囲に感染者がいれば、自分もかかっているのではと早めに医者にかかるケースもあるだろう。だが、症状が充分に現れていない段階で、医者は簡易検査を行うだろうか。感染しているのにウイルス量が足りずに陰性に出る偽陰性とは、理論上はあり得ても、現実にはあり得なかったのだ。

北堀さんの頭には、今回の新型インフルエンザの準備のために入手した資料がずっと焼き付いていた。感染のライフサイクルともいうべきグラフだが、それにあまりにもとらわれ過ぎていたのだ。

ほんのわずかな兆候も見逃すものか。ウイルス量が少ない感染初期や感染後期の人も1人残さず見つけてやる。あらゆる可能性を見落とさないようにという強迫観念にも似た信念が、かえって目を曇らせていた。人間のごく常識的な行動パターンを見落としていたのだ。

後に、感染して12時間も経てば、簡易検査ではっきりと濃い線が出ることもわかってきた。新型インフルエンザに感染している人ならば、簡易検査でもはっきりと陽性が出る。常に濃い線が出る。淡く出ることはまずない。簡易検査の淡い線は陰性と判断して構わない。そう割り切ることができた。気持ちが楽になった。

その後も、奈良県保健環境研究センターでは、土日返上でＰＣＲ検査に打ち込む日々が続いた。そして、6月15日、ついに奈良県で初めての新型インフルエンザ感染者が見つかった。奈良県保健環境研究センターで検査を始めて１２５人目のことだった。その後も次々と感染者が見つかり、結局、２２０人を超える陽性患者が見つかっている。

北堀さんが始めた、検体と併せて簡易検査のキットそのものも回収する方法は、今は奈良方式として定着している。

7月24日、国の方針は、患者数の全数把握から、定点観察による患者数推計へと変わった。感染者を個人単位で特定する必要はなくなり、集団発生を把握する方向へと切り替わった（クラスターサーベイランス）。

検査は科学的で、知識と技術のある専門家に任せれば白黒をはっきりとつけてくれる。

過去のＢＳＥでも、また、今回の新型インフルエンザでも、私たちはそう信じて検査結果を待った。

だが、検査する当人たちにとっては全く別の世界が広がっていた。

検査とは、検査する人たちの葛藤の上に成り立ち、磨き上げられていく。そのことがよくわかる。

## 秋から本格流行へ

同じ奈良県内の郡山保健所。7月下旬、感染症係、保健主査の水谷奈美さんは、県内の別の保健所から、新型インフルエンザの感染者を発見したという連絡を受けた。感染したのは高校生で、住まいはその保健所の管内だが、通っている高校が郡山保健所の管轄だという。

新型インフルエンザに対する保健所の役割は、7月22日を境に大きく変わったばかりだった。厚生労働省から通知で、それまでの患者数の全数把握が終わり、集団発生を把握するクラスターサーベイランスに切り替わった。感染者をひとりひとり追いかける必要はなくなり、学校や学習塾、社会福祉施設、医療機関、職場などの〝集団〟での感染を把握し、そこを定点観察して患者数を推計する。

今回のケースも、その保健所は、高校での集団感染を心配して連絡してきたのだ。その時点で判明している感染者は、まだひとりだけだったが、予感はすぐに的中した。翌日になると、今度は管内の医師からの連絡が入ったのだ。簡易検査でプラスになった高校生がいる。ＰＣＲ検査で新型インフルエンザかどうかを確めてほしいという。そして、その高校生は、前日、連絡を受けた管外の患者と同じ学校だった。

間違いない……。すぐに出発しなければと立ち上がった水谷さんのもとへ、さらに集団感染を決定づける3件目の連絡が入った。前日、連絡してきた保健所から、もう１人の感染者が見つかったという。やはり同じ高校だった。こちらはすでにＰＣＲ検査も済み、新型インフルエンザへの感染が確認されていた。

立て続けに入った同じ高校へ通う3人の生徒の新型インフルエンザ感染（１件は簡易検査での疑い）。もう間違いない。水谷さんはさっそく高校へ向かった。

「7月28日からは高校総体も控えていました」（水谷さん）。

すでに１学期を終え、高校はすでに夏休みに入っていた。本来ならば新型インフルエンザの感染が拡がる〝集団〟とはなりえないのだが、クラブ活動がある。しかも、7月28日からは高校総体「２００９近畿まほろば総体」が迫っていた。

奈良県を中心に開催され、全国から集まった高校生が30ほどの種目で日本一を競う。奈良県にとっては晴れがましいイベントだが、新型インフルエンザにとっても、感染者を拡げるまたとない機会になってしまう。

高校の協力を得て、感染者である高校生の足取りを聞き取っていくと、所属する二つのクラブが浮かび上がってきた。心配していた通り、二つのクラブで計30人ほどの有症者が明らかになった。この高校では集団感染がかなり進んでいるようだ。さっそく学校側にクラブ活動の自粛と、有症者の高校生の経過観察を要請した。

さらに感染が拡大することを心配したが、結局、この案件は7月末に終息した。有症者たちは回復へ向かい、それ以上、感染が拡がっている様子は見られなかったからだ。夏休みだったため、まだ、よかったのかもしれない。これが学期中だったならば、もっと多くの高校生が新型インフルエンザに感染し、さらに他方面へも拡がっていたかもしれない。

「感染症に関しては、正確な情報がなければ適切な判断はできません。学校とか施設によっては、なかなか言えない部分もあるのかも知れませんが、感染拡大の防止が目的だと告げれば、理解していただけます」（水谷さん）。

新型インフルエンザだからといって保健所の仕事が変わるわけではない。必要なのは正確な情報だ。

夏が終わり、秋を迎えるころになると、新型インフルエンザの勢いはさらに増した。個人単位での把握からクラスターサーベイランスへと変わったことで、保健所での仕事が楽になるかといえば、事態は全く逆だった。流行が本格化したことで、その後も、水谷さんは数え切れないほどの集団発生の案件をかかえ、走り回る日々を過ごした。

そんな現実とは裏腹に、春先のような新型インフルエンザの報道の熱はすっかり冷めたようだった。毒性が、季節性インフルエンザと大きく変わらないことがはっきりとしてきたこともあるのだろう。秋から冬にかけての第2波を警戒したり、抗ウイルス薬やワクチンの製造体制を懸念する報道は時折、見られたものの、その数自体はめっきりと減り、まるで過去の事件のような扱いだった。

だが、最前線での格闘はその後も終わることなく続いていた。

# 変幻自在、ノロウイルス

第3章

## 決して減らない食中毒

食中毒とは、人が食べたり飲んだりしたものの中に有害な物質が含まれ、下痢や嘔吐、発熱、ひどくなれば合併症などの症状を引き起こす症状のことだ。

有害な物質を口に入れないことが最大の防御策だが、そのため人間は、今も昔も、その有害物質の代表格である細菌やウイルスによる被害を防ぐため、ものを食べる時は、その食材をよく水洗いしたり、焼いたり、煮たりして処理してきた。傷みやすいものは冷蔵庫や冷凍庫で保管するのも、菌の増殖を抑えるためだ。料理とは、食材をより美味しく食べるための手段であると同時に、高熱で菌やウイルスを死滅させて食中毒を予防するという、極めて実用的な目的のために発展してきた文化と言えるだろう。

冷蔵庫や電子レンジは日本の家庭ではほぼ100パーセント普及しているが、家庭に食材が届く以前の流通過程でも技術革新はめざましい。食品スーパーなどでも冷蔵や冷凍のショーケースは当たり前に使われており、食材を店まで運んでくるトラックにも冷蔵・冷凍設備は備わっている。

下水道などの社会的なインフラの整備もまた、菌やウイルスが繁殖する機会を減らす大事な要素だ。現在、下水道普及率が7割を超えた日本は、ほぼ100パーセント近く普及しているオランダ、ドイツ、イギリスなどに比べて、充分に普及していると評価すべきか意見は分かれそうだが、ともかく先進国の中でも高い。家の周りのどぶ川は消え、トイレは水洗になり、家の中をブンブンと飛び回っていたハエの姿もめっきりお目にかからなくなった。

あらゆる面から清潔な環境が整った日本では、食中毒も減ってきて当然と思える。だが、現実にはそうはなっていない。

ひとつの菌やウイルスが原因で食中毒が増え、それを克服したかと思うと、やがて、別の物質が現れる。まるで、流行のように現れては消え、そしてまた新たな敵が現れることを繰り返し、食中毒の被害は決して減ってはいないのだ。

かつて日本での食中毒の主役は腸炎ビブリオだった。激しい腹痛と下痢を伴い、1950年には大阪で患者272人、死者20人を出す大被害をもたらした。それ以後も毎年、全国で100件前後から多い年には900件近い事件を引き起こし、1975年には患者数が1万6千人に、1985年には1万4千人を超える被害をもたらしている。

1980年代に入って食中毒の主役的な存在になったのがサルモネラ菌だ。嘔吐、下痢などが症状で、重症化すると命も危険にさらされる。1980年代後半から世界的に鶏卵を介した食中毒が多発し始め、日本でも数年遅れて増加した。１９９６年には患者数が１万6千人を超える被害を引き起こしている。

１９９０年代から目立って来たのがカンピロバクターだ。腸炎ビブリオ、サルモネラとともに１９９０年代後半に急増し、２０００年前後にピークを迎えた後、減少傾向にある。

１９８０年代に突然、現れ、大被害をもたらすようになったのが第1章で紹介したＯ１５７だ。１９９６年の集団感染事件は最も顕著な事例だろう。

Ｏ１５７は１９８２年、アメリカのオレゴン州やミシガン州などで起きたハンバーガーによる食中毒事件の際、初めて見つかったとされる。90年代に入って、日本でもその被害が目立ってきたが、牛肉の普及によって日本でも被害が増えたと信じる人は少なくない。これは決して輸入牛肉が直接、Ｏ１５７をもたらしたという意味ではない。輸入牛肉が当たり前に買えるようになった日本では、普段から牛肉やハンバーガーを食べる習慣が根付き、その結果、輸入、国産にかかわらず、牛の内臓に生息するＯ１５７に触れる機会が増えたという意味だ。

腸炎ビブリオによる食中毒が発生件数、患者数ともに減ったのは、食品衛生法によって、原因とされる刺身や寿司など生食用魚介類の表示や成分規格を厳格化したため、また、サルモネラによる食中毒の減少も、鶏卵の衛生対策が進んだためと言われている。

法律が厳格化し、それを現実のものにできるだけの技術が伴い、ある種類の食中毒は確かに減ってきた。だが、食生活の変化により、それに応じた新しい菌やウイルスが台頭してくる。まるで流行のようにある菌やウイルスが現れては消え、また別の菌やウイルスが現れる。食中毒の被害は決して減らないのだ。

さて、もうひとつ、１９９０年代後半から突然に姿を現し、腸炎ビブリオ、サルモネラ、カンピロバクターと入れ替わるように存在感を増した病原物質がある。ノロウイルスだ。２００６年、ついにノロウイルスは、日本全国に前代未聞の大被害をもたらした。

## 不条理なウイルス

ノロウイルスは、その名の通りウイルスで、大きさが30～38ナノメートル（ナノは10億分の１）の球形（正二十面体）の物質だ。と書いてもピンと来ないのだが、とにかく非常に小さくて電子顕微鏡でしか見えないレベルだ。

一方、サルモネラ、腸炎ビブリオ、カンピロバクターなどの細菌は10分の１から数マイクロメートル（マイクロは１００万分の１）の大きさで、桁だけを比べればウイルスの１００倍から１０００倍にあたる。通常の顕微鏡で見ることができるレベルだ。ちなみに髪

食中毒病因物質の年次推移・件数

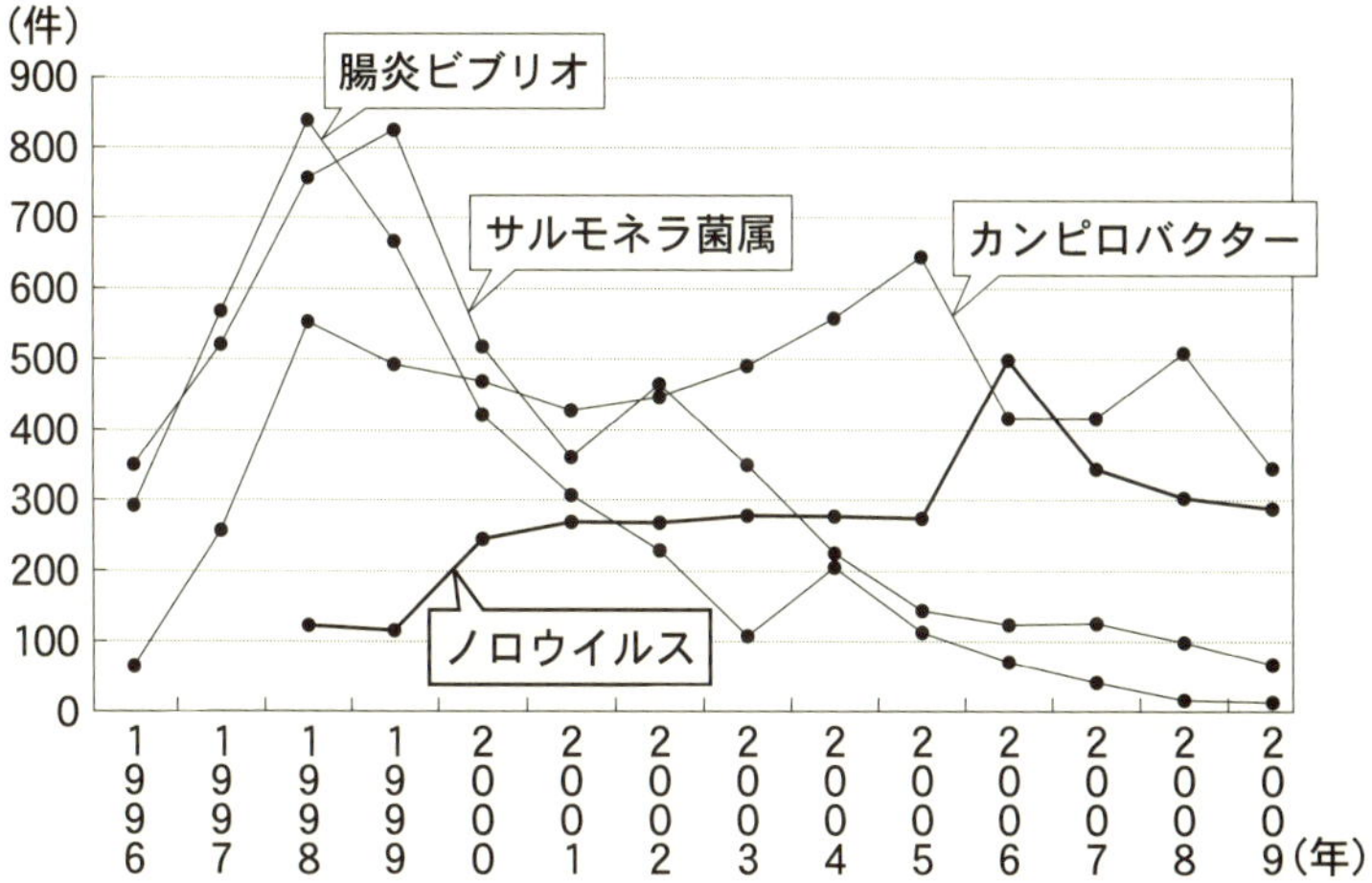


食中毒病因物質の年次変化・患者数

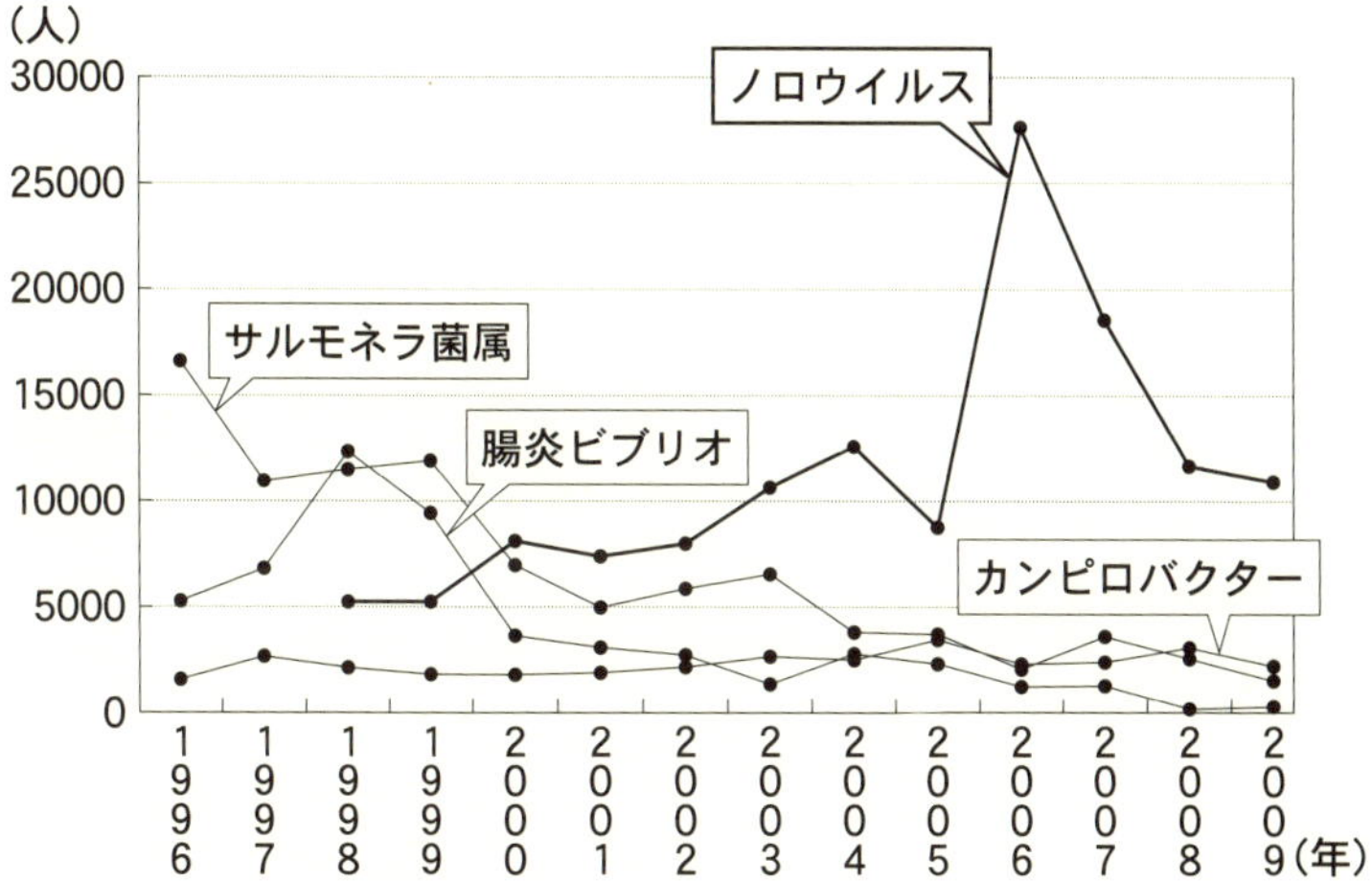


(厚生労働省「食中毒統計資料」より抜粋加工)

の毛は100マイクロメートルほどなので、髪の毛の100分の1が細菌、1万分の1から10万分の1がウイルスの大きさということになる。

O157は1~2マイクロメートル程度の細長い細菌で、ノロウイルスとは大きさも形も全く違うのだが、なぜか人間にとって迷惑な性質だけは似ている。第1章では、O157が人間にとってやっかいなのは、感染症と食中毒の両方の性質を持つためということに触れたが、実はノロウイルスにも全く同じ性質がある。

食品中に入り、人がそれを食べて被害に遭えば食中毒になるが、人から人へと直接にうつれば感染症になる。そのため原因をたどろうにも、その経路が幾本にも別れ、本当の原因に行き着くのを難しくしてしまう。被害の拡大を食い止めようと食品の経路を絶っても、人から人へと道を変えて拡がる。その逆もある。あっちのモグラを叩けば、すぐ別のモグラが頭を出すように、ひとたび、拡大が始まれば止めるのは困難だ。とめどもなく被害を拡げてしまう。

そんな性質ゆえに、O157の場合、1996年、大阪府堺市で患者数9500人、死者3人という大惨事をもたらすのだが、ノロウイルスもまた、2006年、日本列島を席巻するかのように大暴れした。

感染症には被害者も加害者もいない。

第1章で、奈良県郡山保健所の山田全啓所長は、O157の感染症の事例をあげてそう語った。感染による差別、人権侵害を憂慮してのことで、深く、心に刻まなければならない言葉だろう。

だが、ひとたび事件が感染症から食中毒へと変わると、保健所では法律に照らし合わせて被害者、加害者を特定し、加害者を行政処分する。加害者には損害賠償の義務も生じる。ある時までは、感染症として、まさに被害者も加害者も渾然一体として拡がっていたノロウイルスの事件が、ある時から食品を介した食中毒事件となった瞬間に、被害者であった飲食業者が加害者と呼ばれ、その責任を問われることになる。それが、保健所、検疫所、衛生研究所の専門家たちが、ノロウイルスを語る時に決まって「不条理なウイルス」と表現する理由だ。

これから紹介する事例は、2006年、全国に爆発的に拡がったノロウイルスの被害事件のひとつだ。ある保健所の食品関連部署の担当が実際に携わった話をもとにしているが、上記のように損害賠償等の問題が現実に起こり、今も地域では感情的なしこりが残されているという。そんな事情も考慮して、これから登場していただく人名や地名を明かすことは控えた。また、数字についても、事件が特定されるものは主旨が変わらない程度に曖昧にしたり、場合によってはわざと違う数字を用いてもいる。

ただし、事件が発生したのが、２００６年冬のある金曜日だったことは事実だ。

## 被害は一気に全県レベルへ

「最初に連絡があったのが管外の保健所からの問い合わせでした。食中毒らしい患者が出たが、その患者が、ウチの管内で作っている弁当を食べたというんです。こちらでも同じような被害は出ていないかとの問い合わせでしたが、その時点では特にほかからは連絡は受けてなかったので、今のところ何もないと答えて電話を切りました。しかし、その同じ日のことです。今度は、管内のある事業所から連絡が入ったんです」

この保健所に最初の一報が入ったのが週明けの昼だ。他の保健所からのもので、その館内の医者から電話を受け、食中毒らしい患者を診たという。それが前週の金曜日のことだ。患者が食べた弁当を作っているのがこちらの管内だったため、食中毒が拡がっている様子はないかと問い合わせてきたのだ。

よくある話だった。細菌やウイルスが身体に入って起こる食中毒は、食べてから少なくとも数時間、長ければまる１日から数日経って症状を現す性質がある。潜伏期間だ。そのため、実際、どの食事が原因かを突き止めるのは難しい。腹を壊してあの店で食べたものが原因だと強弁する人が時々、現れるが、実際は違うケースは多い。今回も弁当が怪しいと言っているが、詳しく調査しなければはっきりしたことはわからない。患者もまだひとりだ。食中毒かどうかさえはっきりとしない。事件が管外で起きたこともあり、その保健所ではそれ以上のことはできなかった。

だが、その日の夕方6時前後になると、今度は管内のある事業所から連絡が入ってきた。社員が何人か休んでいるのだが、食中毒ではないかというのだ。

電話を受けた食品衛生を担当するKさんは、当然、昼間の問い合わせを思い出した。いや、まさか……。

たった今、連絡を受けた2番目の事業所のケースでは、複数の社員が腹痛や下痢、吐き気、発熱など、全く同じ症状で苦しんでいる。一時期に複数の人が同じ症状を示していれば、確かに食中毒の疑いは強い。だが、1本目の連絡は、患者はまだひとりで、そもそも住んでいるところが全く違う。つながりがあるとは思えなかった。

だが、同じ日に同じような症状の連絡が立て続けに2本入ったことで、Kさんは、いやな予感をぬぐうことができなかった。事実、この全く別の場所で起きた事件は、後にひとつにつながるのだ。

1本目の連絡はともかく、2本目の連絡は管内で起きた事件だ。調査する必要がある。

最も重要なのは、その人たちがいつ何を食べたかということだ。

本当に細菌やウイルスによる食中毒だとすると、その原因をつかむには、症状を起こした人たちに、潜伏期間を考慮に入れて数日前にまでにさかのぼり、いつ何を食べたのかを聞き出す必要があった。

週末、どこかの居酒屋にでも繰り出したのだろうか。そこで同じものを食べていれば、それが原因であることは濃厚だ。だが、電話で聞く限りでは、全員が同じ居酒屋へ行った形跡はなかった。

生活を別にしている人が、共通の食事をとる機会はそうあるわけではない。だが、同じ会社の従業員ならば、社内で同じものを食べた可能性はある。さらにさかのぼって聞いていくと、案の定、金曜の昼食で同じものを食べていたことがわかった。仕出し弁当だ。

Kさんは、昼間、他の保健所からの連絡で、患者が食べたものの中に、こちらの管内で作った弁当があったという話を思い出した。やはり関係があるのか。だとすると、他にも被害が拡がっている可能性がある。Kさんはいよいよその仕出し弁当を作っているところに連絡をとることにした。そして、話を聞いていくうちに、愕然とせざるを得なかった。

仕出し弁当というので、街の食堂や居酒屋が暇な午前中の仕事として昼の弁当を作り、近所の会社に配っている程度と思っていた。そんな規模ではないのだ。そこはれっきとした食品工場で、作っている仕出し弁当は計1万食にのぼるという。

「○○へも配達しているんですか?」。自分でも緊張で声がうわずっているのがわかった。昼に連絡をもらった保健所の管轄地域を告げると、確かにそちらにも配っているという。

二つの事件は確かにつながった。間違いない。これはもう2人や3人の規模ではない。

さっそく上司と所長に報告し、昼間、連絡のあった保健所をはじめ、県内のほかの保健所にも連絡を入れた。ひとり残らず患者を把握しなければ。県内の全保健所あげての大々的な調査が必要だ。

まず、仕出し弁当の配達先のリスト作りから始めなければならなかった。

仕出し弁当店には、配達に携わっているドライバーの一覧表があった。配達するドライバーはそれぞれ自分の配送リストやルート表を持っていた。それらを全てひとつに集めれば、問題の仕出し弁当が配られた、全事業所のリストを作ることができるはずだ。

だが、ドライバーが持つ配送リストは略名で書かれているものも多く、ひとつひとつの正確な名称に照らし合わせて該当する事業所をひとつ残らず掘り起こすのはたいへんな作業だった。

だが、それはほんの序の口だ。

弁当を配達した事業所が明らかになれば、次には、そこへいくつの弁当が届けられていたかを把握しなければならない。さらにその次には、その弁当を誰が食べたかまでも。だが、それらを正確につかむのは困難だった。

大口の注文先は確かに仕出し弁当店で把握していたものの、1件から数件の小口注文については、各ドライバーが自分で取りまとめていたからだ。つまり、当日、弁当をどの事業所へ何個届けたのかはドライバーにしかわからない。しかも、そのリストやメモが残っていることは少なく、大半はドライバーの記憶に頼らざるを得なかった。

資料を集め、ドライバーの話を聞き、それらを照合しながらリストを作っていった。やがて全貌が見えてきた。調査対象とすべき事業所は5百カ所を超えることがわかったのだ。手分けして代表的な配達先から電話を入れていくと、確かに下痢や吐き気で休んでいる社員がいた。やはりすでに広範囲に拡がっている。

仕出し弁当店からは、金曜日に出した弁当全ての中身を聞き取り、それを聞き取り調査表の中に盛り込んだ。作っている弁当は何種類もあり、その中のどれが該当するのか、弁当を絞り込み、さらにその中のどのおかずが原因だったのかまで特定しなければならない。当時の弁当は残されていなかったため、やはり、食べた本人に正確に思い出してもらうしかなかった。その意味でも、該当する人全員への聞き取り調査は欠かせなかった。

患者が見つかればその嘔吐物や便などを検査に出し、一方では本人から過去にわたって食べたものを詳細に聞き出していく。可能性のあるものをひとつひとつ吟味して、本当の原因を探していく。

後述するように、この原因はノロウイルスだとすぐに判明するのだが、調査自体はすんなりとは進まなかった。まず、弁当を受け取っていた事業所側でも当日の記録は曖昧だった。大規模な事業所になると、複数の仕出し弁当店と契約しているところもある。確かに普段からその仕出し弁当を利用してはいるが、金曜に果たしていくつ注文したのか、はっきりと数値まではつかめない。注文のメモや一覧などが残っていればいいが、そうでないところは多く、結局、下痢や腹痛を起こした本人の申告をもとに、事実を確認していくしか方法のないところも多かった。

保健所の食品衛生係は数人に過ぎない。応援を得ても手は限られている。患者数の多いところへは直接、出向いて聞き取り調査を行うが、大部分の事業所へは所定の質問用紙を送り、そこで症状のある人に聞き取ってもらうしかなかった。

やがて、患者の検便の結果が出始めた。ノロウイルスだ。そのころになると他の保健所からも連絡が入ってきた。やはりノロウイルスが検出されたという。被害が県内全域に拡がっているのは間違いなかった。

Kさんは、前の年の1月、広島県福山市内の特別養護老人ホームでの事件を思い出した。

ノロウイルスにより施設にいた35人が発症し、7人が死亡したのだ。確かに高齢者は重篤になりやすい。今回の場合は、患者数は数十人では効かないだろう。中に高齢者や病気を持っている人がいないことを祈った。

保健所の役割はここでも同じだ。被害をこれ以上、拡げないようその拡大を食い止めること。そのために原因を突き止めることだ。これは感染症でも同じだが、ひとつ違うのは、事件が食中毒ということになれば、被害の拡大を防ぐため、かかわった事業所の営業停止の行政処分も下さなければならないことだった。

ここまでの調査で、金曜にこの仕出し弁当店が出した弁当が食中毒の原因であるということはほぼ間違いないと確信できた。が、それでも明確に言い切るには確かな証拠が必要だ。どの弁当のどのおかずが原因だったのか。そこをはっきりさせなければならない。証拠が曖昧なまま強硬措置に踏み切っても、不服申し立てでそれを翻されることも考えられる。後から間違いだったとわかれば訴訟にもなりかねない。だが、決断を遅らせれば、それだけ被害を拡げてしまう。

「いかに2次的な被害を抑えるのかが目的ですから、営業停止も当然、念頭に置きながら調査を続けています。しかし、このケースは調査対象の数があまりにも多すぎた。調査票が回収されてくるのを待って動くのであれば遅すぎる。どこの段階で決断するか、悩みましたね」(Kさん)。

調べなければならない事業所数は500軒、聞き取る必要のある人の数はその数倍にのぼる。調査結果が戻ってくるのはまだ当分先になる。それを待っていればその間に被害が拡がってしまいかねない。やむをえない時は、自粛を勧めるという方法もあるが……。

調査は始まったばかりだったが、いくつもの事業所から食中毒の症状を示す人が続々と見つかり始めていた。もはや迷っている場合ではない。すぐに営業停止を決断すると、先方もすんなりと受け入れた。

## 被害者が、一瞬にして加害者に

1968年、アメリカのオハイオ州、ノーウォークの小学校で集団発生した胃腸炎の患者から発見されたのがノロウイルスの最初とされている。当時はその地名にちなんでノーウォークウイルスと命名された。

ノロウイルスは、人の口から入ると腸管で増殖し、嘔吐や下痢、発熱などの感染性胃腸炎を引き起こす。食品の中に潜んで、食べた人に被害をもたらす食中度の性質も持つが、人から人へと直接にうつる感染症の性質も持つ。

かつては生ガキが原因とされたが、水や氷を通して被害を拡げることも多く、井戸水を飲んだ人や、それで作った氷で集団感染を引き起こしたり、プールを通して感染が拡がった例も多い。

ワクチンなどはなく、また治療でも対症療法に限られる。嘔吐など症状が激しいこともあるが、通常は安静にしていれば軽症で回復する。死亡する例はほとんどないが、抵抗力の弱い子どもや高齢者は要注意だ。吐いたものを喉につまらせ、死亡したお年寄りもいる。

食中毒と感染症の二つの性質を持つ点は、O157と非常に似ている。そのため原因を特定したり、感染拡大を食い止めるのを難しくしてしまう。ウイルスの数が10～100個で充分に症状を引き起こす強い感染力も同様に似ている。

O157の場合、人から人への感染は、人間の便を通じてでしかないが、ノロウイルスは便とともに、人間の吐いたものの中にも多量に含まれる。

感染した人の嘔吐物を処理した人の手についてそこから感染が拡がったり、あるいは吐いた時に飛び散った飛沫を直接、吸い込んだり、きれいに掃除した後も、その後、ウイルスの付着した微粒子が周辺の空気中を漂い、それを吸い込んで感染してしまうケースもある。吐瀉物の飛沫は4メートル四方に飛び散ると言われ、また、微粒子は長時間空気中に残り、換気ダクトなどを通じて思いがけない場所まで漂っていくという。

感染力の強さを一概に比較はできないが、ある意味、ノロウイルスはＯ１５７よりも人から人へとうつっていく機会はずっと多いとも言えそうだ。

ノロウイルスは以前は生カキに潜んで被害をもたらしたが、その後、養殖業者の努力でかなり減り、最近はどこからともなく現れ、原因のわからないまま短期間で大きな被害をもたらす例が増えている。今、日本で問題になっているのが、保育園や幼稚園、小中学校で起こる集団発生と介護施設など高齢者施設での集団発生だ。

ひとたび起これば、ノロウイルスの事件は大規模になりがちだ。ひとつの事件で小規模ならば数人の被害者でとどまるが、被害が数千人の規模まで急増するケースも珍しくない。また、被害は1年を通して発生しているが、特に他の細菌による食中毒とは違うのは、冬場に多くの被害をもたらしているという点だ。通常の細菌は夏場の暑さのために食物中で増殖し、食べた人に被害をもたらす。だが、ノロウイルスは人間の腸でしか増殖できない。食品を冷蔵庫に入れずに温度管理を怠ったからといってノロウイルスは増えることはない。なんらかの原因で直接、食べ物の中に入り込み、それがそのまま食中毒を引き起こす。

２００６年の冬はまさにこれらの性質が存分に発揮されてしまった年だった。

## 食中毒なら、必ず問われる責任

こうした実質的に被害を拡げるというやっかいさとともに、もうひとつ、ノロウイルス事件にかかわった——というよりもかかわらざるを得なかった人たちにとって深刻な問題をもたらしている。事件が食中毒とされた場合、その加害者が発生してしまうという点だ。

発生してしまうという表現を用いると、まるで偶然に加害者になってしまうように聞こえるかもしれないが、ノロウイルスの場合、実際にそうと言わざるを得ないケースも珍しくない。

感染症には被害者も加害者もいないということは、これまで何度か触れてきた。うつされて被害者というならば、うつされた瞬間から、その人は他人へ感染を拡げる加害者にもなり得る。もともと感染したことに本人の落ち度はなく、感染症でその責任を人に問うことは意味のないことだ。

だが、これが食中毒事件となれば、考え方は全く違ってくる。ひとたび食中毒が起これば、必ず、その原因が追及され、その責任が問われる。食品を扱う業者は、消費者に安全な食品を提供する責任を負う。食中毒などの事件を起こせば、法律上、行政処分等の制裁を受け、損害賠償などの責任も生じる。もちろん、それは被害をこれ以上、拡げないという実用的な理由にもよるものだが、法律でそう定められているのだ。

感染症と食中毒の二つを引き起こすノロウイルスは、ある時までは感染症として、被害者も加害者も渾然一体として被害を拡げていくが、ある時、食品に入り込むことで食中毒を引き起こす。同じノロウイルスによる被害にもかかわらず、その瞬間から、かかわった食品業者や飲食業者は加害者となる。

これが、ノロウイルスが「不条理なウイルス」と呼ばれる理由だ。

この章で紹介してきた仕出し弁当の事件の例は、最初から食中毒としての性格が前面に出ていた事件だった。また、第1章のＯ１５７で紹介した保育園での事例では、Ｏ１５７は感染症として振る舞っており、食中毒の性格は出ていなかった。

食中毒か感染症かが最初からはっきりとしていれば、当事者たちも覚悟を決められる。だが、こんな例はどうだろうか。

ある団体旅行での集団感染の事例だ。

多くの旅行団体が続けざまに、下痢や嘔吐等の症状に苦しんだ。食中毒が疑われ、共通して利用したある宿泊施設が浮かび上がった。調理に携わっていた従業員に検便を実施したところ、確かにノロウイルスが検出された。この宿泊施設が原因であることに間違いはない。だが、さらに追いかけていくと、以前に宿泊した団体の中のひとりが、この宿泊施設で嘔吐していたことがわかった。

つまり、最初の団体客のひとりがその宿泊施設にノロウイルスを持ち込み、そこで従業員に感染させ、さらにその後、その従業員が原因となって、別の旅行団体へ食中毒として被害をもたらしてしまったのだ。

最初の客から従業員へは、人から人への感染だが、従業員から他の団体客へは、作った料理へウイルスがうつった食中毒だった。このため、ホテルは責任を問われて営業停止などの行政処分を受け、損害賠償等も行うことになった。

一方では、こんな例もある。

やはり、旅行中の団体の中で、嘔吐や発熱などを訴える人が発生するという事件が起こった。当然、食中毒が疑われ、利用したいくつかのホテルが調査対象として浮かび上がった。

それぞれのホテルで従業員の検便を行ったところ、あるひとつのホテルの従業員からノロウイルスが検出された。ここまで経緯は最初の例とよく似ている。

原因はそのホテルにあると決着がつきかけたが、どんでん返しが起きた。そのホテルに行く以前、団体旅行中の何人かが、車中で嘔吐していたことが判明したのだ。

集団で嘔吐や発熱の被害が起きたのは、ホテルの従業員が原因で起きた食中毒ではなく、すでに感染していた人が、車中、嘔吐し、その飛沫を吸い込んだために起こった集団感染だった。ホテルの従業員は、むしろこの団体からウイルスをうつされた被害者だったのだ。結局、この事件は感染症として処理され、ホテルの責任は問われなかった。

最初の例は食中毒事件としてホテルは責任を負うことになった。が、次の例では、団体が他の経路から感染したことがわかり、ホテル側はむしろ被害者となった。だが、もし、話がそこで終わらずに、ホテル側が、さらに全く別の宿泊客に感染を拡げていたとすると、やはり、責任問題になっていたはずだ。早くに団体旅行客の被害が明らかになったことでノロウイルスの存在がわかり、偶然にも被害の拡大を防げたことになる。

別のケースだが、やはり団体旅行中に食中毒が起きた事件がある。最初は宴会場の食事が原因と疑ったが、よくよく調べていくと、それ以前に団体旅行のバスの中で乳児が下痢をしていたことがわかった。検査をすると、乳児からは確かにノロウイルスが見つかり、宴会場の調理人からは検出されなかった。車中、下痢をしたおむつを取り替える際、ウイルスが親の手に残り、ほかの人へも拡がったらしい。

これは感染症として決着がつき、宴会場の責任は問われなかったが、乳児から他の旅行客へウイルスが感染し、さらに宴会場の従業員にまで感染が及ぶ可能性もあった。もし、従業員からウイルスが検出されれば、そして、バスの中での乳児の下痢が表に出なければ、たとえ事実がどうであれ、宴会場は責任を問われていたかもしれない。

感染の順番まで厳密に見分けることは難しい。原因が結果と見なされ、結果が原因と誤解されることもある。

そもそも食中毒と感染症を区別するのが難しいケースもある。

症状を起こす人の数を時間とともにグラフにしていくと、急激に山を作る場合と、そうでない場合がある。急な山ができるのは、多くの人が一度に同じように症状の原因となる菌やウイルスを身体に取り込んだ場合だ。同じ時間に食事をしていた場合などがそれにあてはまり、食中毒はそのような「一峰性」（山がひとつの意味）のグラフがあてはまる。

一方、感染は人から人へと時間を置いて拡がっていくため、一般的には「一峰性」にはならない。だが、前述の例のように、嘔吐した飛沫を周辺の人が一度に吸い込んだり、あるいは旅行中に同じトイレを同じ時間に利用して感染すれば、グラフは「一峰性」になる。その場合、区別はつかない。

ほんのわずかの差が、加害者と被害者を分けていることがわかる。ノロウイルスに関しては、その境界はあまりにも曖昧だ。

細菌による食中毒は夏場に多く、ノロウイルスによる食中毒は冬に多いことにはすでに触れたが、温度管理に無関係に起こることもノロウイルスの大きな特徴だ。夏の暑い時期や梅雨のじめじめした湿気の多い時期は、細菌にとっては繁殖の絶好の条件となり、そこで商品を冷蔵庫などに保存せずに管理を怠ると、食中毒を引き起こすことになる。食品を扱う業者は、当然、その責任が問われる。通常の感覚でも道理にかなったことだろう。

だが、ノロウイルスは人間の腸の中でしか増殖せず、食品中で数が増えることはない。温度管理の不手際でノロウイルスの食中毒が起こることはない。最初から食品中に入っていたか、あるいは調理に携わっていた人が出すウイルスが、直接、食品中に入り込むことで起こる。

この場合、被害を未然に防ぐには、食品を扱う業者はノロウイルスを持つ人を事前に知り、ウイルスの排出が収まるまで仕事に就かせないよう休ませるなどの処置をとらなければならない。だが、ノロウイルスに感染していても、無症状の人もいるため、そもそも事前に危険を知りようがない場合も多い。ある日、ある時、被害者が発生し、調べていくと、従業員がウイルスを保持していたとわかる。確かに、その施設の責任には違いないが、釈然としない感情も残るはずだ。

ノロウイルスはもともとカキなどの二枚貝に多く、現実に被害をもたらしてもいた。確かにその時点では食品を介して起こる食中毒を引き起こす原因物質だったが、養殖の技術が進んだこともあり、二枚貝による食中毒はひところに比べるとすっかり少なくなった。その代わり、感染症としてどこからともなく現れ、被害をもたらす例が多くなった。

ノロウイルスを食中毒の原因物質と分類することに無理があるのだろうか。法律が現実に追いついていないのだろうか。

そんな曖昧さ、理不尽さを残しながらも、被害拡大を食い止めるため、保健所の職員は働き続けなければならない。

## 終わらない人間と食中毒との戦い

さて、仕出し弁当の事件だが、結局、500軒を超える事業所、そしてその数倍の人への聞き取り調査が終わったのは、年が明けてからのことだった。実にひと月間もの時間を要したことになる。

患者数は千人を超える規模に膨らんだ。幸い死者はなく、また、最初の被害者からその家族へという2次感染の形跡も見あたらなかった。だが、抵抗力の弱い高齢の人にとってはつらい時期だったはずだ。

その間、保健所は被害を受けた人から「早く原因を」と何度も激しい苦情を受けたという。被害者の心情としては全くその通りだろうが、多くの困難な中で調査を続けなければならなかった保健所の職員にとっては、胃の痛くなるプレッシャーだったという。

調査の結果、確かに当初からにらんだ通り、仕出し弁当に原因があることは確かだった。だが、どのおかずなのかまでは突き止められなかった。そもそも、どうしてその仕出し弁当店にノロウイルスが入り込んだのかも不明だった。

「最後までひっかかったのが、本当に〝その日〟だけだったのかということです。他の日では本当になかったのか」（Kさん）。

それも結局、わからなかった。これだけ被害が拡がっているのに、弁当が汚染されたのが1日だけだったとは考えにくい。他の日でも被害をもたらしてもおかしくないと思われたが、その形跡はつかめなかった。当日の被害についても、果たして100パーセント調べ切れたのか、今もその確信はない。ほかにも被害者がいたのでは、という思いは今も残っている。

仕出し弁当店は、1週間の営業停止となり、その間、保健所の指導を受けた。その後、損害賠償等の責任も果たし、今は立ち直って営業を続けている。

今回のような仕出し弁当屋からノロウイルスの被害が拡がったケースは、2006年、全国のどの地域でも起こった事件だ。都道府県によっては、弁当の配達先を明確にするため、ドライバーに同乗して調査を続けた保健所もあったという。

2007年10月12日、厚生労働省の薬事・食品衛生審議会、食品衛生分科会食中毒部会は、2006年に起きたノロウイルスによるあまりにも大きな被害を顧みて、提言を出している。

それによれば、2006年、全国でのノロウイルス食中毒は事件数で499件、患者数実に2万7千616人を数えた。その年の食中毒の7割以上が、ノロウイスルによるものだった。前年の2005年と比べて事件数では225件増、患者数では1万8千889人増、つまり軒数で倍に、患者数では3倍に急増したことになる。そのうち、患者数が500人以上の事例は6件（5千118人）あり、その発生原因は、全てノロウイルスに感染した調理従事者等が汚染源と推察されている。

だが、なぜ、この年にノロウイルスがあれほどの猛威を振るったのか。はっきりした理由は今もわかっていない。提言にあげられているのも、極めて基本的な衛生対策だ。Kさんもこう語っている。

「事業者全員に意識付けをしっかりとすれば防げると思います。健康チェックなどもきっちり行い、自己申告も徹底する。おかしいと思ったら絶対に（仕事に）就かない。家族が下痢をしている場合も、直接、作業には就かない。もちろんそのためには、普段からご本人が家族の健康状態も把握しておく必要があります。また、汚染は必ず手を通して拡がりますから、トイレなどは次亜塩素酸ソーダ（液体漂白剤の成分、消毒作用がある）で消毒したり、拭き掃除をまめにするなど、施設の環境を整えていくことで確実に（感染を）減らすことはできます」

危ないものは食べない、自分が感染しないという意識は、飲食店など食品に携わる人には不可欠だとKさんは強調する。

２００６年の大被害の後、ノロウイルスによる食中毒は翌２００７年には３４４件、１万８千５２０人にまで件数、患者数とも減った。だが、それでも２００５年の２７４件、８千７２７人、あるいは２００４年の２７７件、１万２千５３７人の水準よりも高い。２００８年、２００９年も減少傾向は続いているが、高齢者施設などでは集団発生がなくなっていない。常に日常の中に潜み、少しでもつけいる隙があれば、すかさず顔を出すのがノロウイルスなのだ。

ノロウイルスの不条理な側面は、今も変わらない。その後も、いくつもの飲食店や食品取り扱い業者が加害者となり、責任を問われ、それが原因でつぶれていった（立ち直ったところも多いが）。

Kさんはこう語っている。

「ずっと以前ならば外食といっても近隣の店で食べることが多かったので、食中毒も地域に点在するように発生していました。しかし、今では他府県へ出かけて食べて、自分のところへ戻ってきて下痢を起こす。ずっと遠くの場所で食べたものが原因で倒れる。そうなってくると調査も非常に広範囲におよび、実態を把握するまでにはかなりの時間も労力をかけることにもなります」

今回のケースは、県内全域に配達されていた仕出し弁当の跡を追うケースだったが、長距離を移動しているのは何も食品だけではない。人も動き続けている。自動車をはじめ電車、飛行機など交通機関の発達で、1日に数百キロメートル、半日で地球の裏側まで行くことも可能になった。また、昼間は大都市で働き、夜は近隣のベッドタウンへ戻ってくるなど、1日の間に長距離を移動すること自体が、ライフスタイルとして根付いてもいる。

食材の流通がグローバルに拡がっていることや、食生活も含めて人々のライフスタイルが大きく変化していることが、新しいタイプの食中毒を絶えず発生させ、その解決を難しくさせていることは間違いない。

食中毒と人間との戦いは、まだ当分、続いていく。

# 体長5ミリの敵

第4章

## 空港が戦っていたもうひとつの敵

動物の病気の話題といえば、２０１０年、宮崎県を中心に起きた口蹄疫が真っ先に思い浮かぶ。牛や、豚などの間で感染が拡がり、日本全国に大きなショックをもたらした。その前の年に話題の中心だった新型インフルエンザは、もともとは動物から人間にうつる病気だ。予想とは違って、世界的大流行となったのは豚に由来する豚インフルエンザだったが、それも今はひと息ついている。だが、鳥から鳥へとうつる鳥インフルエンザが人間へと感染するものに変異して、〝新たな〟新型インフルエンザとして世界を脅かす不安はまだ消えてはいない。

動物が介在して人間に拡まり、人々を苦しめる病気はずっと以前から存在してきた。世界の3大疾病と言われたのがコレラ、黄熱、ペストの三つだが、このうち、コレラは、感染者の便や嘔吐物、あるいは菌で汚染された水や食物を通して感染する人から人への感染だが、ペストはネズミに付いたノミによって人間に感染し、さらに人間の間でうつり進んで大流行を引き起こす。ネズミの駆除などで衛生的な生活を定着させたことで世界的な大流行こそなくなったが、今でもアフリカやインド、中国、モンゴルなどで流行が見られる。

黄熱ウイルスは、蚊を媒介にして人間の身体の中に入り込み、発病すれば高熱を引き起こして2割の人が命を落とす。こちらもワクチンの開発で患者数は激減したが、それでも今でも世界では年間20万人の人が感染して苦しんでいる。

このほかにも蚊を媒介にした感染症ではマラリアや日本脳炎がある。日本脳炎の患者数は世界的にも年間数万人まで減ったが、マラリアは今でも赤道周辺の熱帯・亜熱帯地域で年間3〜5億人の患者を出し、死者は150万人以上と言われている。

少なくとも今の日本では、これらの病気は過去のものとして語る余裕がある。いずれも日本も含めた先進諸国では、ワクチンなど予防薬の普及や医療体制の充実、衛生的な生活により、ほぼ制圧されているからだ。第3章では、日本では衛生的な技術や環境が発達しているにもかかわらず食中毒がいっこうに減らないことについて触れたが、少なくともこれらの感染症については、医薬分野の技術や体制の確立とともに、上下水道の整備など社会的なインフラの整備は確かに効果をあげている。

だが、もうひとつ、日本でこれら重篤な感染症の不安を感じずに暮らせるのは、空港の検疫官の地道な仕事に支えられているからだということは意外と知られていない。

新型インフルエンザでもその流入を防ぐために最前線に立ったのが空港の検疫所だっ

た。第2章では厚生労働省関西検疫所の検疫課と検査課の方に登場していただき、新型インフルエンザの流入を防ごうとした当時の模様を生々しく語っていただいた。だが、その大騒ぎのさなかも全く別の感染症と闘っている部隊がいた。衛生課だ。彼らが必死に格闘する相手とは、わずか体長数ミリの蚊である。

## たった一匹から国中へ拡がる感染

この日も関西空港検疫所衛生課の河島課長は、検疫専門官の上田さんとともに、空港ターミナルビルの外側をめぐる道路脇で国際便の到着をじっと待っていた。関西空港検疫所は関西空港のすぐ南側のビルにある。そこからたった今、ワゴン車を走らせてきた。国際便は予定時刻ぴったりに到着することはまずない。予定よりも早いか遅いかのどちらかなのだが、そのどちらであっても時間を無駄にしないよう、いつもこうして早めに着き、飛行機の到着を辛抱強く見守る。

イタリア人の有名建築家が設計した関西空港ターミナルビルは、そのデザインと機能性が高く評価されているが、その中でも、搭乗客と到着客を誘導する滑走路に沿った通路は、3フロアほどの高さの大胆な吹き抜けになっており、そこの大窓からの風景は見る人を圧倒する。空調も音響も完璧に制御された洗練された空間にいながら、行き交う飛行機を間近に見ることができ、そこを歩くだけで海外へと飛び立つ実感がわき上がる。

だが、その大窓のすぐ向こう側、ターミナルビルから一歩、表に出ると外は全くの別世界だ。まず、頭を殴られるような轟音に襲われる。ジェット機の出すエンジンの爆音とともに、離発着する機体からは空気を切り裂く高音が一度に押し寄せ、身体全体を揺るがす衝撃を受ける。

ワゴン車の中は比較的、音は遮断されて静かだが、いざ、目的の飛行機が滑走路に降り立ち、乗降口へと近づいてくると、そのジェットエンジンでワゴン車の車体も震え出す。だが、目的の国際便の鼻先がこちらに向くころには、河島課長も上田さんも衝撃音の飛び交う車外へと飛び出て、ワゴン車のバックから仕事道具一式を取り出していた。

飛行機はエンジン音を徐々に落としながらゆっくりと停まる。ほぼ、同時にターミナルビル側からは銀色のボーディング・ブリッジが飛行機のドアを目指して伸び始める。やがて機体の横っ腹に吸い付き、ぴったりと密着した瞬間、河島課長らはブリッジ脇の階段を駆け上がり、ドアを開けて中に滑り込んだ。

轟音は消え、空気もひんやりとしたボーディング・ブリッジの中に入ると、ちょうど作業服姿の航空会社の従業員が、まさに飛行機のドアを開けようとしている姿を見ることができた。河島課長と上田さんは、脇からその様子をじっと窺っている。ドアが完全に開き、中から乗客が降りて来る。だが、２人は動こうとはしない。そのまま人が降りてくる様子をじっと見守っているのだ。

「あんな小さな身体でもなかなかよくできているんです。エサを探すために精一杯、自分の身体を使いますし、休む時も机の裏側などに慎重に自分の身を隠します。いったん中に入れたらなかなか退治できない。侮れない存在なんですよ」（河島課長）。

２人が見ていたのは乗客ではなかった。乗客とともに飛行機の出入り口から蚊が飛び出ては来ないか、それをじっと観察していたのだ。

「でも、ここで見つかることはめったにないんですけどね」。目だけは出入り口から決して離さないように、上田さんも耳打ちする。

やがて降りてくる乗客の姿がまばらになったころ、最後の数人の乗客と入れ替わるように２人は機内へ入っていった。手にしているのは、懐中電灯と捕虫網だ。といっても子どもが虫取りをするような柄の長いものではない。柄のない輪だけの捕虫網を手でゆらゆらとゆらしながら、前の席から蚊を探し始める。

座席の間隔は狭く、窓側の席には身を乗り出すようにして、暗い足下を懐中電灯で照らし、同時に捕虫網をひらひらと動かす。偶然に蚊が入るのを期待して動かすのではない。

座席下など見えないところに隠れた蚊が、捕虫網の動きに刺激されて飛び出すところを捕まえようというのだ。狭い機内では、確かに柄のない網だけのほうが扱いやすい。

「全然見つからない時もありますし、1機で10匹ぐらい見つかる時もありますね。それを年に400機ほど続けるんです」（河島課長）。

小型であっても200席、エアバスならば400席を超える時もある。着いたばかりの国際便は、すぐに次の出発準備が始まる。時間は20分もあればいいほうだ。そのわずかな時間を使うために、こうして到着をじっと待ち、数秒の無駄もなく仕事を進めていくわけだ。

その日は残念ながら収穫はなかった。生きたままの蚊も、また、その死体を見つけることもできなかった。確かに生きた蚊をそのまま捕獲する機会はそうあるわけではない。だが、脚だけ、胴体だけが見つかることはあった。わずか数ミリに満たない物体を見逃さないよう、衛生課の全員が訓練を積んでいる。

「1匹も入れるもんかという気概はありますね。そうでなければ見えるものも見えなくなってしまいます。たった1匹でも入ったら大問題になりますからね。たかが蚊ですけど、されど蚊なんですよ」（河島課長）。

たかが1匹の蚊を見逃すことが、それほどの大問題になるのだろうか。

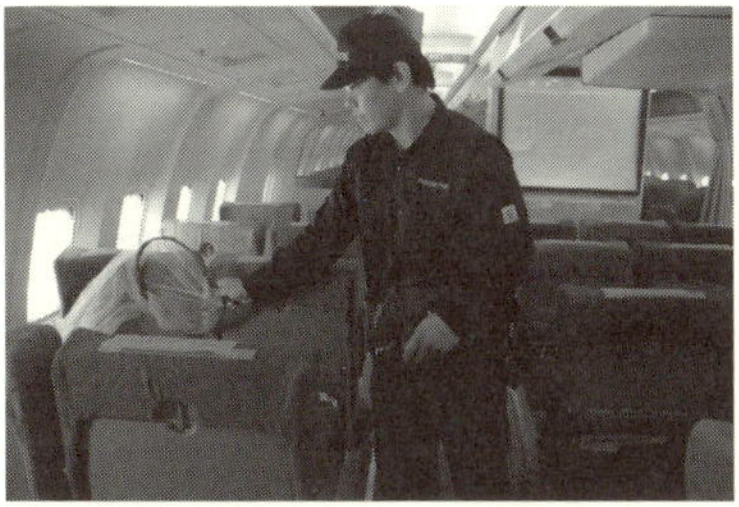

国際便の機内で蚊などの害虫を探索する関西空港検疫所衛生課、検疫専門官の上田さん。捕虫網には柄がなく、狭い機内でも動きやすい。

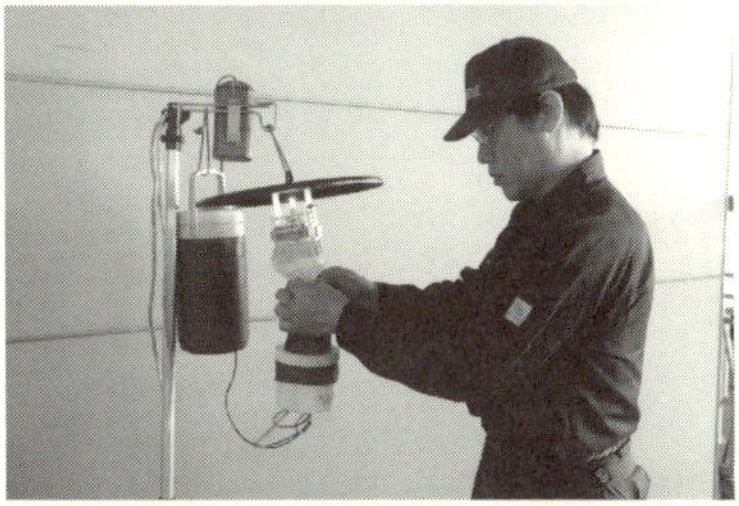

空港ターミナルビル北端に仕掛けた、炭酸ガス誘引CDC小型ライトトラップ。炭酸ガスで蚊をおびき寄せ、ファンで吸い込む。

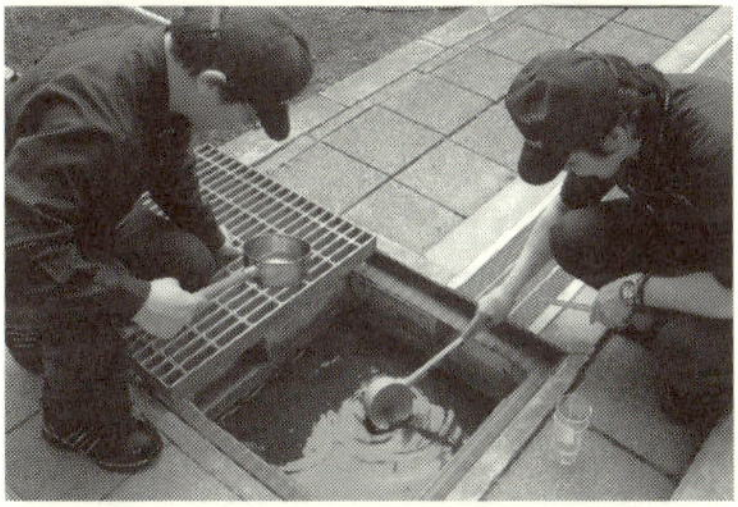

ターミナルビル外側の排水溝の溜め枡でボウフラの生息をチェックする上田さん（左）と河島課長。

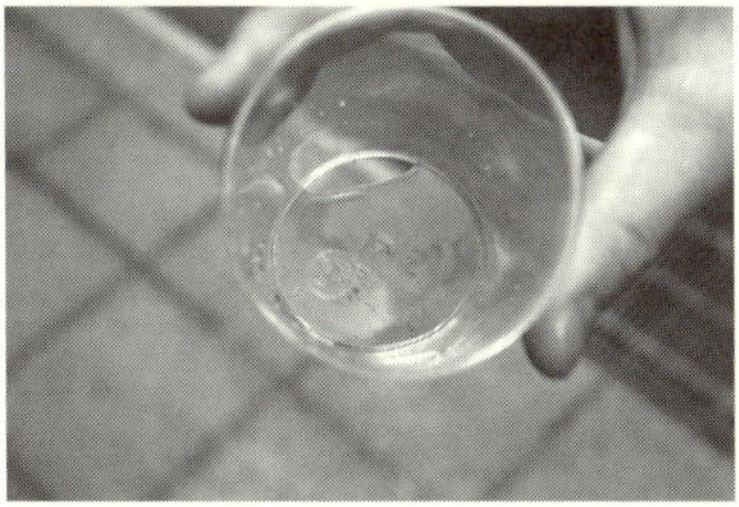

ターミナルビルの植え込みに仕掛けたオビトラップをチェック。ボウフラを回収できた。

いや、なるのだ。

確かにほとんどの場合、1匹の蚊を見逃したところで大きな問題を引き起こすわけではない。だが、ごくたまに、重篤な感染症を引き起こすウイルスを持つ蚊が紛れ込むことがある。そして、そんな蚊が国内に入ったばかりに、その後、何年にもわたって、国全体が経験もない感染症に苦しめられることにもなる。

今の日本ではまだ可能性の話だが、アメリカではそれが現実になった。たった1匹——だったかどうかは今となっては誰にもわからないところだが——の蚊によって、それまで国内に全くなかった感染症が、わずか数年で全土に蔓延してしまったのだ。

それはどんな国でも起こりうることだった。

## 半世紀で世界中に行き渡ってしまったウエストナイル熱

1999年8月23日、ニューヨーク市のクイーンズ地区で2人の脳炎患者が見つかったことが発端だ。ウエストナイル熱による感染である。その年は結局、62人の脳炎患者が発生し、そのうち7人が死亡した。

ウエストナイル熱とは、ウエストナイルウイルスによる感染症だ。通常は2〜6日、最長2週間ほどの潜伏期間を経て、発熱や頭痛、喉や背中、筋肉や関節の痛みなどインフルエンザのような症状を起こす。かゆみや痛みの伴う発疹が現れたり、リンパ節が腫れることもある。感染しても7～8割の人は無症状だが、2割程度の人が発症する。

通常は軽症で済み、ほとんどは数日から1週間で回復するのだが、感染者の0・6～0・7パーセント、発症者の3～3・5パーセントが、ウイルスが脳に至って脳炎を起こす。そうなると激しい頭痛や高熱に見まわれ、嘔吐、さらに精神錯乱や呼吸不全、昏睡などの症状も起こして重症化する。回復には数週間を要し、後遺症が残ったり、最悪、死に至ることもある。重症化した人の3～15パーセントが死亡すると言われている。特に高齢者は注意が必要だ。

その年、ニューヨーク市で起きた感染は冬を迎えると沈静化し、いったんは終息するかに見えた。だが、翌2000年の8月になると再び脳炎患者が現れ始め、結局、その年も21人が脳炎を患い、そのうちに2人が命を落としてしまったのだ。感染区域はニューヨーク州ばかりでなく、近隣のコネティカット州とニュージャージー州の計3州にまで拡がっていた。

翌年の2001年には患者数は66人、死者10人になり、感染は10州にまでに拡大した。さらに2002年には感染は一気に40州にまで拡がり、患者数は4千156人、死者は2

８４人となる大流行に発展した。

そして、２００３年、ついにウエストナイル熱はアラスカ州とハワイを除くアメリカ全土に拡まり、患者数９千８６２人、死者２６２人という大被害をもたらしたのだ。

２００４年になると患者数は２千５３９人、死亡者数は１００人となり、いったんは収まったかに見えたが、ウイルスが侵入したばかりの西海岸のカリフォルニア州やアリゾナ州では猛威を振るった。２００５年には、全米で患者数３千人、死亡者数１１９人と再び増加に転じ、２００６年には患者数は４千２６９人、死亡者数は１７７人にまで増えている。

その後は再び減少に転じ、２００９年の患者数は７２０人、死亡者32人にまで減ってはいるが、すでにウエストナイル熱はアメリカばかりでなく、２００２年からはカナダに、２００３年からはメキシコにまで勢力を伸ばしていた。

ウエストナイルウイルスが世界で初めて見つかったのは、１９３７年、アフリカのウガンダ、西ナイル地域でのことだ。発熱した女性からだった。その後、アフリカ、中東、ヨーロッパ、中央アジアなどで流行を繰り返したが、いずれも規模は小さく散発的だった。

だが、発見から50年以上も経った１９９０年代、いやがうえでもウエストナイル熱に注目せざるを得ない出来事が立て続けに起こる。

１９９４年、アルジェリアで50人の患者が見つかり、そのうち８人が死亡したのが皮切りだ。１９９６年になるとウエストナイル熱はルーマニアで姿を見せ、約２年間にわたって流行。１９９７年にはチェコとチュニジア、イスラエルで流行が始まり、98年にはコンゴ共和国、グルジアへと拡まっていった。

そして１９９９年、アメリカのニューヨークに出現すると、わずか、数年で全米にまで感染を拡げてしまった。それまで西半球では患者発生の報告はされておらず、その感染のスピードに関係者は誰もが愕然となった。同じ99年にはロシアでも流行が始まり、２００0年にはフランスでも患者が報告されている。アフリカの１地域で生息していたはずのウイルスは、半世紀で世界中に行き渡ってしまったわけだ。

幸い、ウエストナイルウイルスは、日本には入り込んでいない。患者が見つかったことはある。２００５年９月、１週間ほどアメリカのロサンゼルスに滞在した30代の男性が、帰国時に発熱と頭痛、発疹の症状を起こして近くの医療機関を受診したところ、ウエストナイル熱に感染していると診断された。アメリカで感染したらしいが、その後は無事に回復している。

ほかにも、やはりアメリカから帰国した女性の感染が見つかったこともある。アメリカで感染して発熱し、帰国時はすでに治っていたとわかったため、日本国内での感染の数には入っていない（治癒後も抗体の検査で感染の判定ができる）。

いずれも、その後の当人たちの健康状態に異常はなく、また、そこから日本国内で感染が拡まった形跡も見あたらない。

だが、他国の状況を見れば、条件さえ揃えば、日本国内で拡まっても少しもおかしくはないことがわかる。条件とは、媒介する蚊の存在だ。

## 今もわからない侵入経路

ウエストナイルウイルスの運び役になるのが蚊だ。

ウイルスは、蚊の唾液腺の中に潜む。蚊が鳥を刺して血を吸う際、唾液を鳥の体内に残し、鳥はウエストナイルウイルスに感染する。ウイルスは鳥の体内で増殖し、その血を吸った蚊が再び媒介役となり、他の鳥を刺して感染を拡げる。ウエストナイルウイルスはこのほかに、馬やネコ、コウモリ、リス、ウサギなどにも感染すると言われるが、これら感染した哺乳類は人も含めてほかへ感染を拡げることはないと言われている。

自然界ではこのように、蚊から鳥、鳥から蚊というウエストナイルウイルスの感染サイクルが回っているのだが、その中にいた蚊が外へ飛び出して人を刺すと、人間の世界で流行を引き起こす。

アメリカでは、初めてウエストナイル熱の患者が見つかった99年当時から、人間の感染地域とほぼ同じ地域でおびただしいカラスの死体が見つかっている。99年だけでもその数は8万羽にのぼった。その後も、人の感染の移動・拡大とともに、カラスの死体が見つかる地域も動いていることがわかっている。蚊とカラスの感染サイクルが、人への感染を引きずるようにして地域を移動していったのだ。

いったん人に感染することに成功したウエストナイルウイルスは、蚊の活動が止まる冬場はカラスなど鳥の血液中に身を潜めて隠れ、夏場になるとまた蚊を媒介にして人間を襲う。ウイルスはこれを繰り返しながら生きながらえ、カラスの移動とともに、それに便乗して勢力を拡大していったわけだ。

それにしても、ウエストナイルウイルスは、そもそもどうやってアメリカへ入り込んで来たのか。

諸説がある。外国で感染した人間が持ち込み、その後、鳥と蚊、人間の間で拡まったという説。人がウイルスに感染した動物を持ち込んだという説。感染した鳥が直接、飛来したという説もある。意図的に持ち込まれたというテロ説もあるが、いずれも確かな証拠は見つからず、結論は出ていない。

ウイルスを持った蚊が直接、アメリカに侵入して拡めたという説が最も有力だ。ただ、その経路にもいくつかの説がある。

だが、何と言っても、成虫が飛行機に乗り込み、到着したアメリカの空港から飛び立ったという説は、シンプルゆえにいかにもありそうに思える。

ウエストナイルウイルスは、日本脳炎ウイルスと極めて近い種類で、脳炎を引き起こす性質も非常に似ている。見つかった年も1935年とウエストナイルウイルスと近く、豚、馬などにも感染し、やはり蚊を媒介に人間にうつる点もそっくりだ。

だが、日本脳炎はワクチンが開発され、日本ではその接種に力を入れたことで、1960年代まで日本では年間千人ほどの患者を発生させていたが、現在は数人程度にまで激減させることに成功している。ウイルスを持った蚊は現在も発生しているが、ワクチンのおかげで人間の抵抗力が優り、大事には至っていない。

だが、ウエストナイル熱には今もワクチンはない。そこが日本脳炎との大きな違いだ。

幸い、ウエストナイル熱は人から人へとうつらない。アメリカでは大流行時、輸血や臓器移植で感染した事例が見つかっているが、そのような特殊な事例以外は、全て蚊を通じて人へうつる。ウエストナイル熱への感染を防ぐには、蚊に刺されないようにするのが最も効果的な方法だ。

しかし、だからといって、マラリアのように制圧できるかというと話は別だ。ワクチンがなく、蚊を媒介にして人間にうつるという点は、マラリアとよく似ているが、マラリアの場合は、蚊と人間の間だけの感染なので、蚊だけに注意を払っていればよい。だが、ウエストナイル熱は鳥や動物というバイパスがあるため、いったん国内への侵入を許せば、仮に蚊と人間を引き離して感染のサイクルを絶ち切っても、手の届かないところで鳥と蚊の感染サイクルが常に回っている。それがいつ人間界へ降りて来てもおかしくはなく、それが完全な制圧が困難だと言われる理由だ。

つまり、まだ、国内で感染が拡まっていない日本では、国内に入れないことが最も確かな防御策になる。どんな感染症であっても当たり前のことのようだが、ウエストナイル熱が持つ性質ゆえに、特にそれが最も重要になるわけだ。空港の検疫所はその役割を担っている。

## 張り巡らせたトラップ

「入国した後に熱が出て近くの医者にかかっても、その人が外国へ行っていたということまで説明するかどうかはわからない。診断が遅れれば、感染を拡げてしまう可能性もある。できる限り空港の段階で見つけることが大事になります」

関西空港検疫所の柏樹悦郎所長は、海外からの感染症を防ぐには、やはり空港が最大の関門にならなくてはと強調する。

関西空港検疫所衛生課で行っている、海外からの到着便に乗り込んでの調査もそのためのものだ。小さくて見逃す可能性が高い蚊には特に目を凝らすが、ネズミやほかの小動物が侵入していないかその形跡も注意深く追いかける。

だが、何しろ相手は体長数ミリの蚊だ。航空機の段階で100パーセント全てを抑えられるわけではない。乗客の衣服に巧みに隠れて、専門家たちの必死のチェックをすり抜け、空港のターミナルビルへ侵入してくるかもしれないからだ。衛生課ではそんなケースに備えて、空港での蚊の捕捉に努めている。

長く伸びた関西空港のターミナルビルは、その中央部分は主に国内便が利用するが、両端付近を利用するのが国際便だ。まさに海外からの出入り口と言える場所だが、ここにある国際線航空機便到着スポットや輸入貨物上屋付近に衛生課が仕掛けるのがライトトラップだ。

旅客機では、乗客の出入りとともに蚊が空港ターミナルビル内に入り込む恐れがあるが、貨物便の場合は、屋外で貨物を取り出すために、そこから蚊が飛び出て付近で棲み着いてしまう可能性も出てくる。それらを考慮して、ターミナルビルの外側にもライトトラップを仕掛けて、蚊を捉えるわけだ。

炭酸ガス誘引野沢式ライトトラップと炭酸ガス誘引CDC型ライトトラップの2種類があるが、いずれもタンクに詰めた炭酸ガスを出したり、ドライアイスで炭酸ガスを徐々に出し蚊をおびき寄せ、近くまで来た蚊を中で回っているファンで吸い込む構造だ。蚊は人間や動物のはき出す二酸化炭素を敏感に感じて近づいてくる性質があるので、それを利用する。

ターミナルビル内を巡回する仕事も月4回行っている。ビル内にある鉢植えの水受け皿など、水が溜まっているところを中心に、懐中電灯と捕虫網、ピンセット等を持ち歩きながら、蚊やボウフラがいないかどうかを見てまわる。関門を抜け出てビル内や空港の敷地に無事に出て来られても、蚊がそのまま生き続けるのは難しい。だが、水があれば卵を産み付けて、2代目、3代目を送り出してしまう。

雨が降り水の溜まるターミナルビルの外側ではなおさら生息の条件は揃う。ビルをとりまく排水溝や溜め枡も注意が必要だ。雨などを流す排水溝では、あふれ出た雨水が溜め枡に溜まり、そこにボウフラが発生する。あらかじめその可能性のある箇所を調べておき、定期的に回って観察している。

ここでも積極的に蚊をおびき寄せるトラップが用いられている。ただし、ここで捕まえるのはボウフラだ。オビトラップは、丸い穴の空いたケースに水を貯めたもので、蚊の生息しそうなターミナルビル外側の植え込みや芝生、滑走路脇の雑草などの中に置き、蚊が卵を産み落とすように誘う仕掛けだ。ここも定期的に観察し、ボウフラが湧いていないかを確かめる。

「私たちがボーダー──海外との接触地点ですから、絶対に発見する、小さな子どものように、必ず何か見つかるんじゃないかという目で、常に（蚊などの動物との）遭遇を期待して仕事をしています。反面、本当に見つかった時にはどう対処すればいいのか。いつも頭はグルグル回ってますね」（河島課長）。

## 日本に感染を拡げるもうひとつの要素〝温暖化〟

２０００年、関西空港検疫所の衛生課は、飛行場の排水溝でネッタイイエカ（熱帯家蚊）が繁殖しているのを発見した。熱帯、亜熱帯に生息する種で、沖縄県を除く国内の国際空港では初めてのことだった。

ネッタイイエカは、ウエストナイル熱を媒介する60種類以上の蚊の中でも代表的なもので、ほかにもフィラリア症の媒介もする。フィラリア症は犬の病気としてよく知られているが、人に感染する種類があり、世界的には年間1億人以上の患者が発生している。高熱を起こし、足が腫れてむくみ、象の足のようになる象皮病などの症状が出る。

翌年も今度は機体のチェック時にネッタイイエカが発見された。その年に調査した91機のうち、マレーシア、フィリピン、タイからの3機から計6匹のネッタイイエカが見つかったのだ。さらに、2002年にもフィリピンとネパール、インドからの来航便3機から、やはり計7匹、うち1匹は死んだ状態のネッタイイエカを発見した。

最近の調査では、空港の敷地内でネッタイイエカの生息は認められない。空港では、滑走路の緑地に集水枡を設けるなど、空港の施設の改善で水溜まりをなくして、蚊の生息する地域を確実に狭めてはいるが、感染を媒介する数種類の蚊が棲み着いてしまってもいる。

関西空港検疫所では、発見された蚊がウイルスを持っているかどうかについても念入りにチェックしており、幸い、今のところ日本に病気をもたらす兆候は見られない。だが、もし、何らかの形で感染症を患った人が日本に入り、その周りにその感染症を媒介する蚊が生息していれば……。あるいは、飛行機で日本に入り込んで人を刺して感染させ、さらにその周辺にやはりその感染症を媒介する蚊が生息していれば……。

媒介する蚊がいなければ、感染の連鎖は断ち切れる。

だが、将来、日本に新しい感染症をもたらし、それを拡めるための条件は、少なからず揃っているわけだ。

関西空港は大阪湾の真ん中に浮かぶようにある埋め立て地だ。対岸までは約5キロメートル隔てられているとはいえ、蚊が風に乗って陸地へ飛んでいく可能性は否定できない。もちろん陸地と関西空港とをつなぐ高速を走る自動車内や電車内に紛れ込む可能性もある。

古くから日本で生息している蚊が、海外からくる感染症の媒介役になると恐れられているケースもある。

関西空港の敷地内では、マラリアを媒介するシナハマダラカ、ウエストナイル熱と日本脳炎を媒介するコガタイエカ、やはり、ウエストナイル熱を媒介するイナトミシオカ、アカイエカ、チカイエカの生息と繁殖がわかっている。

その中でも、ヒトスジシマカ（一筋縞蚊）は、ヤブカとも言われる日本には古くから生息する種類の蚊だ。ここ関西空港でも生息が確認されている。その名の通り、背中に縦の白い1本の線があるのが特徴で、体長は4・5ミリメートルほど。日本では決して珍しくない種類で、何もなければそう恐れる存在ではないのだが、いくつかの条件が、この蚊を危険な存在にしようとしている。

ひとつがデング熱など、海外からの感染症の流入だ。

デング熱は、４～７日の潜伏期間を経て発症し、悪寒や高熱、頭痛や筋肉痛などのほか、顔面や身体に発疹ができるのが特徴だ。通常は２～７日程度で回復し、致命率も０・01～０・03パーセントと低いが、再感染した時に、重い症状に至る時がある。口、目、鼻、あるいは消化管などの粘膜から出血するデング出血熱だ。

いったん熱が下がり、平熱にもどりかけた時に起こると言われるが、恐ろしいのは、血漿が漏出して循環血液量の不足によるショック症状——デングショック症候群を起こすことで、この場合の致死率は３～６パーセントに高まる。

現在、全世界では年間１億人の人がデング熱を、25万人がデング出血熱を発症すると推定されているが、その主要な地域である東南アジア、アフリカ、中南米などの熱帯・亜熱帯地域でその媒介役を担っているのがネッタイシマカと、このヒトスジシマカなのだ。

ネッタイシマカも背中に数本の白い縞があり、ヒトスジシマカと姿が似ているが、どちらもこのデング熱とデング出血熱の媒介役になる。

現在、日本では、海外旅行から帰ってきた人が感染したという報告は年間20～30例程度にとどまっている。だが、仮に日本で流行が始まるとしたら、日本に古くからいるこのヒトスジシマカも媒介役になるのは間違いないだろう。

ヒトスジシマカを恐ろしい存在にしようとしているもうひとつの大きな理由が、地球温暖化だ。

日本に生息するヒトスジシマカは、1950年代までは関東圏を北限としてとどまっていた。だが、その後はじわじわと北上を続け、1990年代になってからはそのスピードを増して、現在、青森県に達しようとしている。

ヒトスジシマカは、チクングニヤ熱の媒介役にもなる。急に発熱して関節痛が始まり、8割の患者で発疹が見られる。重症化すると脳症や劇症肝炎なども招く。アフリカ、南アジア、東南アジアで流行っている感染症だが、1999年から2000年にかけてアフリカのコンゴで5万人規模の流行が、また、2005年からは、インド洋諸島やインド、スリランカで突然、大流行を見せている。

デング熱、デング出血熱、そしてチクングニヤ熱が、万が一、日本に入り込めば、すでに日本にはその媒介役であるヒトスジシマカが控えている。ひとたび日本上陸を許せば、ヒトスジシマカの生息区域である東北地方まで拡がる可能性は否定できない。

ちなみに世界的に見れば、現在のデング熱、デング出血熱の媒介役の主役であるネッタイシマカも着々と北上しており、従来は熱帯、亜熱帯地方に限られていたが、今では台湾の中部まで来ている。こちらもいつ日本に来てもおかしくない。

蚊というわずか数ミリの動物の存在が、日本で新しい感染症の流行を起こす条件を着々と揃えている。デング熱、デング出血熱、チクングニヤ熱はともにワクチンや特効薬はなく、対症療法で治療するしかない。予防方法は蚊に刺されないようにするのが唯一、最大の予防策だ。

## 着々と揃い始めている新しい感染症流行の条件

衛生課の河島課長と上田さんは、最近も不思議な体験をした。

「機内でとれた蚊を同定したところ、出航国では分布しない蚊だとわかったんです。どうやら、その前の航路から入ってきたらしい」（上田さん）。

ある国際便の機内をいつものようにチェックした時のことだ。蚊の死体を見つけ、その同定を行い、その正体も突き止めた。そこまでは順調だった。通常は蚊が見つかっても、脚や胴体の一部が欠けていることが多く、種類を特定するのさえ難しいからだ。

だが、その後に壁に突き当たった。その国際便の出航国にはいない蚊だったからだ。蚊は他の国で紛れ込んだのか。航空会社に確認すると、確かにその飛行機は出発国の前に他の国へも就航していたことがわかった。国際便ならば当然といえば当然だ。あるいは、他の国へ立ち寄った乗客の衣服や持ち物に付着し、その人が飛行機を乗り換えた際に、そのまま入り込んだのだろうか。

真相は今もわかっていない。幸い、重篤な感染症をもたらす病原体は見つからなかった。だが、関西空港を利用する人は年間で1千352万人に達し、そのうち国際線を利用する人はその7割の1千万近くにのぼる。1千万分の1の確率で、どんな人がやってきても、どんなことが起こってもおかしくはない。

かつて日本で撲滅したはずの感染症が、温暖化による蚊の到来とともに再び日本に上陸しようとしている。数ミリの敵と1千万分の1で起こるごくごくわずかな確率と毎日、闘っているのが衛生課なのである。

# 輸入食品、<br>安全性の虚実

第**5**章

## メラミンの分析手法を確立せねば

２００８年9月はじめ、奈良県保健環境研究センターの山本圭吾さんはニュースを聞いた時に、これはすぐに日本国内でも大きな問題に発展するなと直感した。メラミンだ。中国の甘粛省蘭州市の病院で働く医師の告発がきっかけだった。

蘭州市は、中国のちょうど真ん中に位置する人口３００万人を超える大都市だ。古くからシルクロードへの要衝として発展し、今もここから伸びる鉄道は、西のタクラマカン砂漠を横断して、中国の西端、テンシャン山脈まで続く。黄河に沿った盆地には工業地帯と高層ビルが集積して中国の10大工業都市のひとつにも数えられるが、漢民族だけでなく、ウイグル族をはじめイスラム系の住民も多く、山間部では貧しい生活を送る人も少なくない。

蘭州市では、その年の6月から、尿が出なくて苦しむ乳幼児が次々と病院へ運び込まれていた。いずれも多発性腎臓結石を患っており、不審に思った医師が調べると、いずれも農村地区で育ち、安価な同じ粉ミルクを飲んでいたことがわかったのだ。

メラミンを故意に混入させた粉ミルクだった。牛乳のタンパク質は中に含まれる窒素の量をもとに測定するが、窒素を多く含むメラミンを混ぜ込んでおけば、水増しした悪質なミルクであってもごまかすことができる。

実はこの事件には伏線がある。5年前の2003年、蘭州市から東へ1200キロメートル離れた安徽省阜陽市で、タンパク質が極端に低い悪質なミルクによる事件が起こっていた。

170人を超える乳児が被害を受け、そのうち13人が死亡するという事態に、中国当局は徹底的な捜査で首謀者を捕まえ、2005年に処罰して決着をつけたが、その数年後、今度は水増しをごまかす新たな手口を考え出した人物によって、再び大きな被害をもたらすことになったわけだ。

今回の事件についても中国当局はすでに徹底した調査を始めており、阜陽市の事件と同様、いずれ首謀者を捕まえ、厳重に処罰するに違いない（実際、2009年1月に、乳業メーカーの幹部など数人が死刑ほか重罪で罰せられている）。だが、山本さんの脳裏には、この事件が中国国内の問題だけで終わらないと思える、もうひとつの出来事が浮かんでいた。

その前年の2007年春、カナダから始まり、世界的に拡がったペットフードの汚染だ。フードを食べた犬や猫が腎不全で死亡する例が相次ぎ、フードの原料のひとつ、中国産の小麦グルテンにメラミンが混入していたことが発覚したのだ。

日本ではわずかの間だけ報道され、大きな扱いにはならなかったが、その後、メラミンによる汚染は他の原料にも及び、ペットへの被害もカナダ、アメリカ、さらにヨーロッパ、南アフリカへと飛び火し、世界的な汚染の実態が明らかになっていった。

同じメラミンという物質をめぐって、一方ではペットフードへの汚染が世界的な問題となり、もう一方では、中国国内で人への被害が起こった。いずれ日本でも、人間が食べる食品で問題が出てもおかしくない。これは避けられない事態に違いないと、山本さんには確信できた。

奈良県保健環境研究センターで、食品担当の総括研究員を務める山本さんは、理化学試験を受け持っている。野菜や果物の残留農薬や、動物に使われる抗生物質などの医薬品、食品添加物などの化学分析が仕事だ。サンプリングによって集めた食品の分析・測定も定期的に行う大事な仕事だったが、最近は、「おかしなものは全てウチに来る」とも山本さんは言っている。

県内の保健所では、味がおかしい、臭いが変だという消費者からの苦情や質問が増えていた。奈良県保健環境研究センターへも、保健所経由で商品とともに検査依頼が持ち込まれ、その対応に追われることが多くなった。２００８年１月に発覚した農薬混入冷凍ギョーザ事件以来、一般消費者の食品の安全への関心は格段に高くなっていたのだ。もう、決まりきった分析だけをやっていれば済む時代ではない。明日、何が起こってもおかしくない。〝次〟にどんな事件が起ころうとも、その原因を直ちに突き止められる技術と力量がこの研究センターにも求められている。相次ぐ事件と、消費者の大きな変化が、山本さんの感覚を鋭くさせるもうひとつの大きな理由でもあった。

そんな矢先に起きたのが、メラミンの一連の事件だ。このメラミンについても、すぐに何らかの分析が求められるに違いない。だが、その手法は、当時は確立されてはいなかった。何とかメラミン分析の手法を確立せねば。山本さんは、さっそく文献を集め、試薬や器具を揃え、検査方法の確立へと着手した。

山本さんは、食品スーパーへも出かけ、片っ端から加工品の表示を見て歩いた。商品を選ぶキーワードは、「中国産」と「乳」だ。

粉ミルクが汚染され、小麦グルテンが汚染されたとなると、危ないのは牛乳を原料とする加工品だ。もし、日本でメラミンに汚染された食品が見つかるとすれば、中国産で、かつ、「乳」の表示がある製品になるだろう。確かに中国で作られ、原材料欄に「乳」とある食品をいくつか見つけることができた。

といっても、そこに実際にメラミンが入っていると思っていたわけではない。たまたま立ち寄った最寄りのスーパーで、目当てのものが見つけられるほど簡単ではないことはわかっていた。普段の仕事でも、保健所から地域でサンプリングした食品が持ち込まれるが、最低でも300件近いサンプリングをしなければならない。それだけ念入りに計画し、広くランダムに取ってきて、初めて統計的な裏づけを持って大丈夫ですよ（あるいは危ないですよ）と言えるだけの信頼性が生まれる。

ひとりでそんな手間隙をかけられるはずがない。山本さんが「乳」のある製品を買い集めたのは、その製品にわざとメラミンを混入させ、自分で作った検査法の精度を確かめるためだ。

あらかじめ入っている量がわかった上で測定し、入れた量と同じ値が測定できれば、検査法が正しいと証明できる。食品によっては、測定時、メラミンと混同してしまう成分が入っている場合もある。検査する可能性の高い「中国産」と「乳」の入った商品であらかじめ実験を重ねておけば、測定値を狂わせるそんな要素もピックアップでき、間違いを是正する方法も見つけられるはずだ。

測定には誤差もつきものだ。全く同じサンプルをいくつも用意し、繰り返し繰り返し、全く同じ測定を行う必要もあった。何とか検出限界を1ppm（百万分の一）程度にまで下げることができそうだと目処をつけられたころ、次のニュースが飛び込んできた。

## 検査で全てがわかるわけではない

9月20日、日本の大手食品メーカーが製造するパンや菓子類など5品目の自主回収を始めたというのだ。それらは中国で製造しており、原料に現地の牛乳を使っていたという。思った通りだ。ついに日本にもやってきたのだ。

その時点では、まだ疑いがあるという程度の自主回収だった。だが、1週間後には、大阪府高槻市が、回収の対象となった5商品のうち、4商品から実際にメラミンを検出したと発表した。最初にそれをテレビで知った山本さんは、記事の扱いにちょっとだけ違和感を覚えた。

高槻市の分析担当者もこの間、必死で分析方法を研究して確立したに違いない。同じ専門家としてそれははっきりとわかった。当然ながらニュースではそのことには触れていない。そこに問題があったわけではない。

日本で出回っている食品に初めてメラミンが検出された。記者にとっても、もちろん、読者である一般消費者にとっても、メラミンが検出されたことが最も大事なニュースであり、分析方法がどういうものであろうが関係はないだろう。それはもっともなことだった。

だが、気になったのは、ニュースでは「検出された」とだけあり、その量は触れられていなかったことだ。さらにもうひとつ、メラミンを「有害物質」と呼んでいたことも。

有害か、あるいは、安全かということは、常に量とセットで語らなければならない。よくこの種の事例として引き合いに出されるのが食塩のLD50だろう。LD50とは、毒性を表すひとつの指標で、動物にある量を食べさせて、その動物の半数が死亡する量のことだ。値が少なければ少ないほど毒性が強く、ボツリヌス菌ならば0・00000011〜0・001ミリグラム／キログラム、ダイオキシンは0・0006〜0・002ミリグラム／キログラムと非常に微量だが、食塩も4000ミリグラム／キログラム、つまり体重50キロの人ならば200グラムほど食べれば、半数の人が死ぬ（数値には諸説がある）。

ビタミンCもLD50は1万2千ミリグラム／キログラム、カフェインは200ミリグラム／キログラム程度だ。つまり、普段、安全に何の疑いも持っていない食べ物、飲み物であっても、食べ過ぎれば何でも有害になる。逆の見方をすれば、量を明確にしなければ、有害か安全かという評価は、決してできない。

一般の読者がメラミンのことをそう詳しく知っているとは思えない。ニュースの短い文章の中で、ひと言でその性質を表そうとするならば、ニュースの主旨からして「有害物質」と表現すれば確かにわかりやすい。すでに、中国の乳幼児の事件は報道されており、メラミンによる被害は明らかだ。プラスチックのメラミン樹脂の主原料だと言うよりも、あるいは、窒素がたくさん入った亀の子の化学構造式を説明するよりも、「有害物質」と言えば、確かにそれで本質がわかる――ような気はする。

だが、山本さんら専門家にとっては、そのわかりやすさが逆に恐ろしかった。

こだわるのは、ほかにも理由があった。

一般の人は、検査をすれば何でもすぐにわかると思っているふしがある。最近、味がおかしい、臭いが変だ等の苦情が増えたが、この奈良県保健環境研究センターをはじめ、専門機関へものを持ち込めば、直ちに結果を出してくれると思い込んでいるようだ。確かにその気持ちには応えたい。だが、現実には検査できないことはけっこう多いのだ。

まず、おかしな味、おかしな臭いが、本当におかしいのかどうかを証明することがたいへんだ。味や臭いは周りの環境や感じる本人の体調に左右されることが大きい。おかしいと持ち込まれても、検査員の間で食べたり、臭いをかいで異変を見つけられないことも実際には多かった。

機械にかければ直ちに異変がわかるわけでもない。分析するには、まず、分析するための物質を定めなければならない。異変の理由についてあらかじめ仮説を立て、原因物質を定めて分析しなければ、それを検出することはできないのだ。

だが、仮説を立てること自体が難しい。傷んでいるのか、何か異物が含まれているか。異物だとすれば、それは中のものが変質したのか、包装から移ったのか、あるいはもともとそんな味なのか。食品ではあまりにも多くの原因が考えられ、そのひとつひとつを追究していくことには限界があった。

原因がわからなくても、持ち込んだ人の誤解だと言い切れない面も残る。確かにものによっては機械のほうが、人間にはとても及ばないごくごく微量のものを探し当てる能力を持つ。だが、味、臭いに関しては、依然、人間の味覚や鼻のほうが機械よりも遥かに優っていることはよくあるのだ。分析によってあれこれ探して何も見つけられなかったが、それでも、何もおかしなところがないとは決して言い切れない。持ち込んだ人の味覚、嗅覚が正しい可能性は残る。

分析、測定には常にこうしたあいまいさがつきものなのだが、多くの人は、専門家が分析すれば、白黒がはっきり付くと思い込んでいる。

例えば、分析の結果では、目当ての物質が決して「なかった」とは言い表さない。「検出限界以下」と表現する。分析装置の最小限、測ることのできる数値の限界が0・1ｐｐｍならば、たとえ1桁小さい0・01ｐｐｍの物質が実際にあったとしても、測ることはできないからだ。その場合、「検出限界以下」とは言えても、「なかった」とは言い切れない。

回りくどい言い方だが、それが正確な表現だ。

測定結果だけでも、これだけ慎重に扱っているのだが、それをどう評価するかということが加わると、なおさら問題は難しくなる。

## 結果を出す以上、検査する側にも責任が伴う

山本さんは、こんな経験もした。2009年4月に県の消費・生活安全課から検査依頼があった。地元の農政事務所が発売した輸入米の袋に問題が見つかったという。それは大量の米を入れたフレコンだった。

フレコンとは、フレキシブルコンテナバッグの略で、ビニル製の円筒形や角形の大きな袋のことだ。数百キログラムから1トンを超える容量のものがあり、大量の粉末や粒状のものを運ぶのに適している。主には工業用の原材料を運ぶのに使われ、引っ張り上げるための持ち手も付いているので、工場までトラックやコンテナで運んだ後、そのまま構内に設置されたクレーンで吊り下げ、目的のタンクなどへ運んでいく。

今回、輸入米を運ぶために使われていたのが1トン用のフレコンだった。米を運ぶために使われる袋には、容器包装として食品衛生法が適用される。そこで、業者がフレコンを

自主検査したのだが、基準の100ppmを上回る400ppmの鉛が検出されたという。

本当にそんなに高い値なのか。そして、中に入れた米には問題はないのか。フレコンの再検査と、米への鉛の移行を確かめてほしいという依頼だった。

鉛という目的の物質もはっきりと定まり、対象も米とわかっている。単純な検査に思えたが、はたと行き詰まった。米にはそもそも鉛含有の基準がないからだ。

基準がなければ、測定方法も定まらない。測定されて出てくる値は、必ず検査法が定まってはっきりとする。測定方法によって、出てくる値も、検出限界や誤差も変わってくるからだ。鉛含有の基準がない米は、測定方法も定まっておらず、それこそ自ら検査方法を開発しなければならなかった。

フレコンのほうの検査は、100ppmと基準があり、検査方法も定められている。そちらは通常の方法で検査を行い、業者の自主検査の結果を確認する結果を得た。やはり400ppmほどだったのだ。

フレコンには白い部分と黄色い部分があり、白い部分のフレコンからは鉛は検出されなかった。黄色い部分から検出されたのは、その着色剤の成分に鉛が含まれていたからだろう。着色料そのものの検査は行わなかったために断言はできないが、経験上、そう思えた。

さて、肝心の米そのものについては、基準の定められているカドミウムの検査方法をもとに、「誰が見ても妥当と思える方法」(山本さん)で、米表面の鉛の含有試験、米からの溶出試験、さらに、フレコンからの移行について試験を行い、いずれも検出限界0・1ppm以下であるという結果を得た。

農政事務所では、まず、使っているフレコンについては廃棄を決め、すでに販売されていた米のうち回収可能だった約4トンと、未出荷として倉庫に残っていた約21トンの合計25トンの廃棄を決めた。すでに売れている米については、安全性に問題はないとして回収はしなかった。

数値だけを見れば、全く問題はなく、基準を違反したフレコンそのものの廃棄は当然としても、25トンの米の廃棄が必要だったのかという疑問は残る。判断したのは農政事務所で、山本さん自身は、この検査についての評価は控えている。だが、話のニュアンスから伝わってくるのは、この検査自体、必要だったのか、意味があったのかという疑問だ。

実は、国産の米にはそもそも鉛が含まれており、今回の検出限界である0・1ppmを上回る結果も、ある調査では出ている(圃場によって——つまり、土壌の性質や、モミ、玄米など米の形状の違いなど条件によって値は大きく異なる)。食べ物から、しかも、日本の主食である米から鉛が検出と聞くと、それだけでびっくりするが、ごく微量の鉛はもともと国産の米からはけっこう検出されるのだ。

今回は輸入米だったために、鉛の含有は0・1ppmの検出限界以下という結論を得た。だが、もし、国産の米を測定していれば、例えばフレコンからの鉛の移行がなかったとしても、今回の値よりも高く出てしまった可能性はある。その時、どういう判断になるのか。相当、悩ましい問題だ。

検査結果を依頼主に知らせ、後の判断は任せておけばよいということでは済まない。結果を出す以上、検査する側にも責任が伴う。出てくる数値がどんな意味を持つのか。廃すべきか、問題なしと結論づけるのか。そこまで考えた上で、検査を引き受けなければならないということだ。

米の〝事件〟は、新聞記事で「鉛検出の袋回収」と報道された。記事中、フレコンの袋からは「基準の約4倍の鉛が検出」との表現もあったが、それは決して間違ってはいない。米からは鉛が「検出されなかった」ことも触れている（正確にいえば、「検出限界以下」だが）。だが、国産の米で同じ依頼が来た時にはどうすればよいのか。基準の定まっていない鉛については、たとえ検査結果が出ても適切な評価はできない。検査を断るべきなのか。今もすっきりしない気持ちが残っている。

話をメラミンに戻せば、このように普段から量にこだわり、特にその評価に関しては慎重に慎重に考えている専門家の立場からすれば、メラミンを「有害物質」と簡単に名づけてしまうこと自体、あまりにも乱暴に思えた。

だが、世の中にはあまりにもこの種の表現が氾濫していた。誰もが、あいまいさに耐えられず、白か黒かをはっきりつけなければ気が済まないのだろう。ある物質が見つかっただけで、その量がごくごく微量で健康上、全く問題ないものであっても、大騒ぎになる。

もちろん普段の生活で、あるものの評価をめぐって延々と悩むわけにはいかない。だが、このシンプル過ぎる判断が習慣として根づいてしまい、それがテレビなどによってさらに増幅されると、ものごとの本質を大きく誤解してしまうことにもなる。

このメラミン事件をはじめ、先に起こった農薬混入冷凍ギョーザ事件によって、日本で、一時、たいへんな盛り上がりを見せたのが、中国産品への嫌悪感にも近い感情だった。そして、それと反比例するように、国産品への信頼感が高まっていった。だが、それには確かな根拠があったのか。いや、決してそうではなかった。これについては後述する。

結局、メラミンの測定については、2008年10月になると厚生労働省が手法を定め、通知を出した。検出限界は0・5ppmほどで、山本さんが考案したものよりも精度は高かった。努力が無駄だったとは思っていない。むしろ、今も以前以上に世の中の動きに目を光らせ、〝次〟に何が出てきても対応できるよう、山本さんは感覚を研ぎ澄ませている。

## 強化が続く輸入食品監視体制

奈良県保健環境研究センターから東へ380キロメートル。東京でも、メラミンの事件に対し、できるだけ冷静に対処しようと努めている人がいた。厚生労働省東京検疫所食品監視課の塚本郁夫課長だ。首都圏という大消費地とその周辺の広域を管轄していることから、東京検疫所へ出される輸入届出件数は、実に全国の25パーセントを占める。全国で最も多くの食品を扱う検疫所だ。

東京検疫所や東京税関が入る合同庁舎は、東京湾の埋め立て地、臨海副都心の一角ある。周辺はお台場とも呼ばれ、テレビ局やショッピングセンター、遊園地やピラミッドを逆さにしたようなデザインの東京国際展示場もあり、地域全体が年中、お祭り騒ぎのテーマパークのようなところだ。

だが、塚本課長が普段、向かっている仕事は、極めて現実的で、地味な仕事だ。

2008年9月、日本でも大きくなりつつあるメラミンの問題に向かいながら、塚本課長は、その9カ月前の2008年1月、日本全国を揺るがした農薬混入冷凍ギョーザ事件のことを思い出していた。

当時は大阪検疫所に勤めていたが、大阪湾に輸入された中国産冷凍ギョーザも健康被害の原因であったこともあってマスコミが殺到した。

そんな危ないものがなぜ、日本に入ってくるのか。農薬検査はしていなかったのか。矢継ぎ早の記者たちの質問に、世間一般が期待している検疫の役割と、現実の仕事のギャップを感じずにはいられなかった。

当時の輸入加工食品については、添加物を含む原材料、製造方法などをチェックし、モニタリング検査でももっぱら食品添加物、大腸菌群などの成分規格などを対象とし、残留農薬検査は実施していなかったのだ。

農薬残留検査は、残留の恐れがある野菜や果物を対象にするのがふつうだ。また、当時は加工食品の農薬の検査方法は確立していなかった。そもそも、何種類もの野菜が入り、ほかにも肉などが練り込まれたギョーザは、たとえ検査して農薬を検出したとしても、どの材料に含まれていたのか、その原因を特定するのは難しい。

野菜ならば通常の栽培方法から考えられる危険性を、また、加工食品ならば製造工程から推測できる危険性をあらかじめあげ、最も可能性の高いものから確認していく。それが検査の基本だ。検疫所の監視体制の考え方も、一般の品質管理を前提に、その延長で成り立っている。

だが、悪意を持った意図的な混入という、突出した事件には、全く対応していなかった。現在、輸入加工食品の監視体制は大幅に強化されている。

その詳細に踏み込む前に、日本の輸入食品の監視体制全体を見る必要がある。日本の食糧自給率は、生産額ベースでは65パーセント、カロリーベースでは41パーセントに落ち込んでおり（いずれも２００９年）、いかにそれを回復させるのかに焦点があてられている。といっても、それが直ちに解決できるわけもなく、明日の生活のためには、多くの輸入商品に頼らなければならないのが現実だ。

自給率の低下とともに、輸入食品への依存度は高くなる。検疫所の食品衛生監視分野の職員は、そんな事情もあって、この間もずっと増員が続いてきた。塚本課長が、まだ、現場を走り回っていた１９８９（平成元）年当時、食品衛生監視員の数は全国全てあわせても89人で、全員の顔を覚えられる余裕があったという。だが、20年後の２００９年にはそれが３６８人にまで増員された。輸入食品がいかに重視されてきたかがわかる。

日本全国には31の検疫所があり、そこでは年間でトータル３千１５５万トンに及ぶ輸入食品を受け付けている。東京ドーム25杯分に相当する量だ。１９７０年代では２千万トン強だったが、それから40年経った今、その量は１・５倍になった。

だが、それよりも目覚しいのが、届け出件数の増加だ。１９７０年代には年間でせいぜい30万件前後だったものが、40年後の今日には、その6倍近くの176万件に急増している（2008年）。重量の増加に比べ、件数がその数倍も増えているのは、1件あたりの重量が減っていることを表している。輸入食品も少量多品種化が進んでいるのだ。

輸入食品の届け出が、重量、件数とも急増する中、日本では届け出件数のうち11パーセントにあたる19万4千件を検査している。世界的に見ても高水準の監視体制だ。

輸入食品の監視体制は、3段階で行われている。

最初が輸出国での対策だ。厚生労働省が2国間協議などを通して相手国と交渉しつつ、日本の食品衛生の規則遵守を求め、輸出国での農薬の使用管理やその証明書の発給、輸出前の検査などによって食品の監視体制の強化を現実のものにする。必要ならば現地調査も行う。

次の段階が、日本へ輸入されてくる時のチェックだ。いわゆる水際対策と呼ばれる体制だが、その実行部隊がここ検疫所の食品監視課になる。

3番目が国内に入った後のチェックで、こちらは都道府県の各自治体——主に保健所が、年間の監視計画をもとに行っている。

## 熟練した技が求められる食品衛生監視員

さて、水際である検疫所の仕事も、さらにいくつかに細分化される。

輸入のための相談業務は、まだ、輸入を行う前の段階で、その疑問や手続きの疑問を晴らす場だ。実際に輸入しようとしている食品の書類等があれば、そこに記載のある農薬や食品添加物、動物用医薬品なども確かめながら、実際に日本への輸入が可能なのかどうかを判断できる。日本の規制にそぐわない事項が見つかれば、事前に改善もでき、違反を未然に防ぐことにもなる。

実際に輸入が始まった後は、その届け出を受け付け、書類審査を行うのも検疫所の大事な仕事だ。届け出事項は、輸入者の氏名や住所に始まり、食品の品名、数量、重量、包装の種類、加工食品であればその原材料は製造・加工方法、使われている添加物、遺伝子組み換えの有無に及ぶ。ちなみに対象は食品に限らず、食品に直接触れる食器類や、乳幼児が口に入れる可能性のある玩具類も含まれる。その場合はその材質なども記載する。

実に地味な仕事だが、実際にこの段階で違反等を見つけられることもあり、また、じっくり見ていくことで、将来、起こり得る輸入時のトラブル等も予測できるという。

一例ではあるが、食品の分類によっては使ってもよい添加物等の量が変わってくる。だが、そもそもその食品をどこに分類するか、実はあいまいなものも多い。漬け物ならば塩漬け、粕漬け、醤油漬けなど種類によって認められる保存料の量は違うが、塩も醤油も用いた漬け物は数多く、最初にどこに分類しておくかで、輸入が認められなくなってしまうケースも起こり得る。書類審査の段階でそんなあいまいさに気付けば、適切な指導でトラブルを未然に防ぐこともでき、また、輸入者がどれほどの知識や経験を持っているのかの判断材料にもなる。次の輸入時にも活かすことができる。

書類の奥に輸入者の実態や将来のトラブルが見えて来るようになれば、食品衛生監視員としてもベテランの領域に達すると言われる。熟練した技が求められる仕事だ。

書類審査も通り、実際に日本に食品が輸入されてくる段階になれば、そこから一定の割合で品物を抜き取り、検査を行う。モニタリング検査だ。見た目にもわかりやすく、いかにも検疫所の仕事にふさわしく見える仕事だが、これも実はたいへんな労働だ。

東京検疫所の食品監視課の管轄区域は、東京都をはじめ、茨城、栃木、群馬、埼玉、山梨、長野の1都6県に及ぶが、実際にモニタリングに出かけるのは、東京湾周辺の倉庫が集積する地域が多い。東京検疫所の食品衛生監視員は全部で31人。2人1組が1班となって1日あたり6～8班が港湾の倉庫をめぐり、年間4万件に及ぶ検体をサンプリングしている。

モニタリング検査は、多種多様な輸入食品などの食品衛生上の状況について監視することなどを目的としている。統計学的に一定の信頼度で法違反を検出することが可能なように、食品群ごとに、違反率、輸入件数、違反内容の健康に及ぼす影響の程度などを勘案し、検査項目や検査件数を定め、計画を立てる。そのため、港湾地域の倉庫のみならず、遠隔地にある輸入者の倉庫に保存されている食品の現場検査に出向くことも少なくない。

船で積まれてきたものを保管する港湾の倉庫は巨大だ。大きいばかりでなく、倉庫自体が冷蔵庫になっていたり、マイナス20度の冷凍庫になっているものもある。その中で仕事をすること自体、肉体的な負担は大きい。防寒着を着込んで乗り込み、届け出された書類と実際の貨物が同等か、表記内容や保存状態のチェックから始まり、ロットの大きさ、包装形態も調査した上で、必要なカートン・バッグを開けて、必要な重量を検体として採取する。凍り付いた魚介類を、ノミとカナヅチで削り割ることもある。

冷蔵品、冷凍品は、持って帰るまでに温度変化があって中身が腐敗・変敗してしまっては正しい評価はできない。適切な温度で保冷できる設備をあらかじめ用意し、運搬中の温度の記録も取りながら、検疫所として適切に管理している記録も残す。

モニタリング検査とは、このように検疫所の職員が実際に出向いてサンプリングし、試験検査も検疫所内の検査課や、横浜と神戸にある輸入食品・検疫検査センターで行なうことだ。

命令検査は、過去にその食品分類や輸出国、あるいは輸入者自身に違反があり、今も違反の可能性が高い（検疫所では「蓋然性が高い」と表現している）と見なされているものが対象だ。輸入者が自費で検査を実施し、基準をクリアした検査結果が得られなければ輸入はできない。

モニタリング検査で問題が見つかった時は、その頻度を上げて検査を強化するが、それでも改善が見られなかった時は、この命令検査に〝格上げ〟される。さらにそれでも問題が解決できなければ、最終的には輸入を止める措置も取られる。

輸入者の自主的衛生検査の一環として定期的に指導する自主検査もある。

農薬混入冷凍ギョーザやメラミンなど、突出した事件が起こった時も、それに応じてこれら命令検査による強制的な検査の実施とともに、特別なガイドラインも作られ、監視体制が強化されてきた。

「輸入加工食品の自主管理に関する指針（ガイドライン）」は、輸入加工食品全般についての指針をまとめたものだ。原材料受け入れ時の汚染防止対策や成分規格、製造・加工段階での施設や設備、保管・輸送・流通段階での工程の確認、さらに、問題が発生した時の製品の回収、廃棄にまで踏み込んだ内容だ。

## 強烈な事件に隠された輸入食品の真実

舞台は東京から再び関西へ。

2009年夏、関西空港検疫所の食品監視課の大賀さんと平野さんは、関西空港の敷地の西にある食品監視課の建物を出て、はす向かいにある専用倉庫へと向かった。真上から太陽がじりじりと皮膚を刺すように照りつける。キャリアに積んで運んでいるのは酸素ボンベだ。

倉庫に入ると直射日光は遮られ、一瞬、暑さが和らいだような気になる。だが、倉庫内に冷房装置があるわけでもなく、やがて風通しが悪い分、じっとり湿気を伴った暑さが身体にまとわりついてきた。紺色のユニフォーム姿の大賀さんと平野さんの額もすでに汗ばんでいる。

2人は通関業者と二言三言、言葉を交わすと、倉庫の奥に向かい、ずらりと並べられた白い発泡スチロール製のケースの山を眺めた。これから検査のために採取しようというアナゴだ。倉庫の一角を占めるケースは全部で200個ほどにのぼるだろうか。大賀さんは、その中からいくつかを持ち出すと床におき、フタを密閉していた黒いビニルテープをはがし始めた。

中から姿を見せたのは透明のビニル袋だった。ケースいっぱいに膨らみ、中は黒っぽい。よく見てみると中にアナゴがうようよと泳いでいる。水で満たされているが、水よりもアナゴのほうが多いのではないのかと思うぐらいの密集度でアナゴがヌルヌルと動き回っていた。

大賀さんは、二の腕まである長いビニル手袋を両手につけると、ケース内のビニル袋の封を開け、中から黒いアナゴを1匹、2匹と取り出し始めた。平野さんがその様子を横からデジカメで撮影する。取り出したアナゴの数を数え、自分たちが持ってきたビニル袋に入れて密閉し、銀色の保冷バッグへと収める。いくつかのケースで同じようにアナゴを採取した後、運んできた酸素ボンベが役立った。

開封したビニル袋の中には、まだたくさんのアナゴが残っている。大賀さんはビニル袋の口に酸素ボンベから引いたホースをあてると、中に酸素を詰め始めた。検査に問題がなければ、アナゴはこれから日本の市場に出回っていく。少しでも鮮度を保つために酸素を満たしたもとの状態に戻したのだ。

発泡スチロールケースのフタもビニルテープで貼り直し、元通りにして検体の採取を終

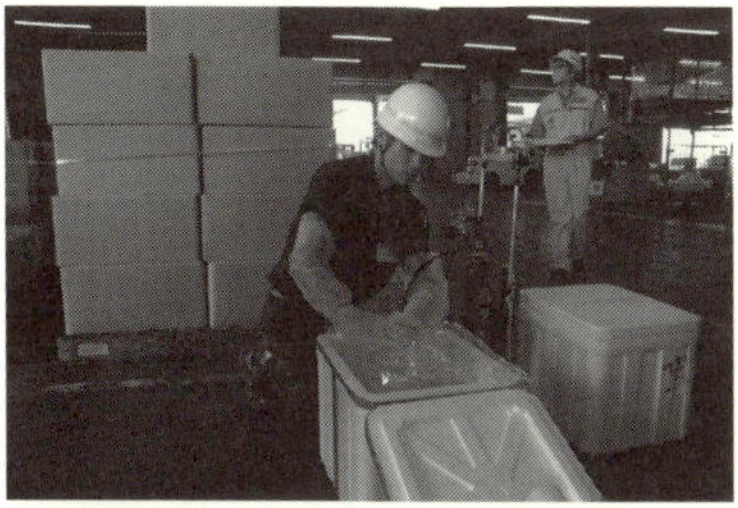

関西空港敷地内にある専用倉庫で、着いたばかりの韓国産アナゴの調査に入る関西空港検疫所の食品監視課の大賀さん。

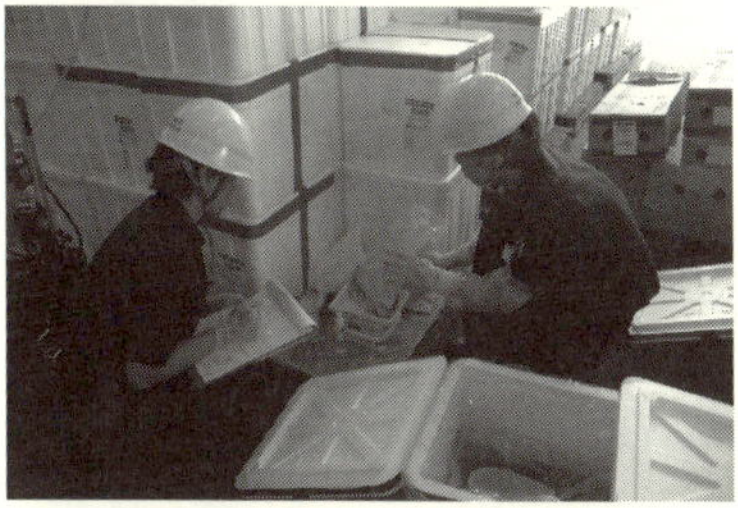

生きたままの魚介類など、鮮度の高い製品が運ばれくることが空港貨物の大きな特徴だ。検疫所の検査でも、日々、入ってくる貨物に応じて次々と計画を立てる。検査するスピードが要求される（左が平野さん、右が大賀さん）。

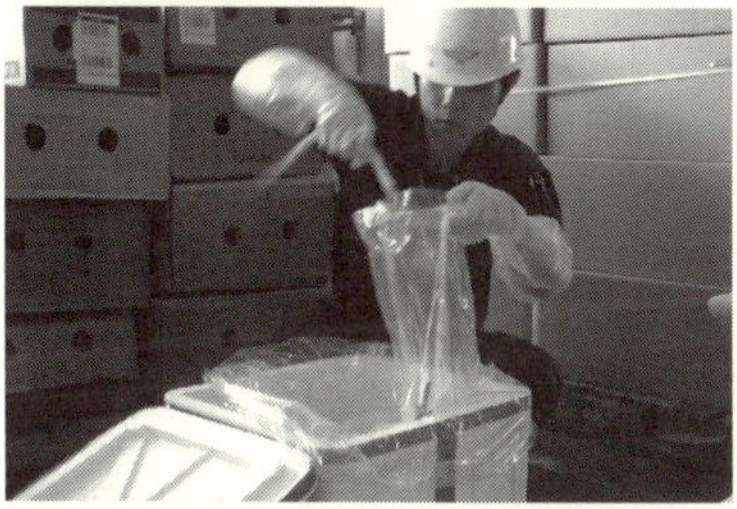

アナゴは、水と空気を満たされたビニル袋に入れられ、発泡スチロール容器で運ばれてくる。容器を開けて検体を採取する。

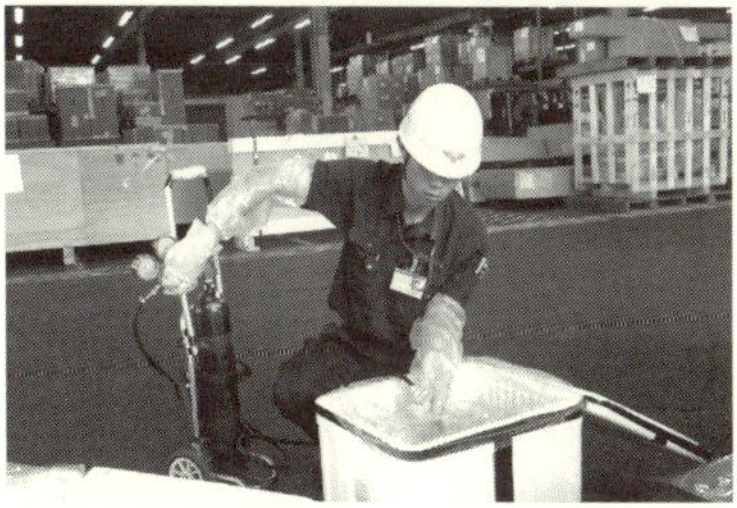

採取後は、ビニル袋に酸素を満たし、容器をもと通りに密閉する。アナゴの鮮度が落ちないようにするためだ。

えるころには、２人はすっかり汗だくになっていた。

東京検疫所の食品監視の対象は、主に船便で積まれてくる食品だった。１回に運ばれるのは大量であり、それが東京湾をめぐる倉庫に保管されているため、検疫所の職員は車でそれらを回り、検体を採取しなければならなかった。

だが、ここ関西空港では事情は全く違う。関西空港へ到着した食品は、必ずいったんこの関西空港の敷地内の倉庫へ保管される。船便に比べると１ロットあたりの量は少なく、職員はあちこち走り回る必要もなく、食品監視課の本部を拠点に、届いた食品を採取することができる。

港湾を主に監視する検疫所に比べて楽な点だが、逆に航空貨物ゆえのたいへんな点もある。

ひとつが検査をスピーディに進めなければならない点だ。もともと少しでも早くにと輸出国から割高な航空便で運ばれてきた食品だ。長時間、この倉庫で留め置いてしまうと、鮮度が失われ、商品価値を損なう場合もある。流通の妨げにならないように可能な限り早く検体を採取し、結果を出さなければならない。

船便の場合は運送に時間がかかるため、事前に貨物の内容を把握することも可能だった。そのため検体の採取なども事前に計画を立てることができた。だが、航空便の場合は、輸出国を出発する直前まで、貨物の内容が定まらないことも多い。1日前、短ければ数時間前の情報をもとに、検体の採取から検査のスケジュールを立て、到着したらすぐにそれを実行に移す。分刻みの作業に追われる。

もうひとつ、空港ならではの難しさが、少量多品種への対応だ。量は少ないが品種が多いのが航空便の特徴だ。

「航空便で多いのがチーズ。カマンベール、ロックフォール、ブルーチーズ……。フランス、イタリアから水分が多く柔らかいソフトタイプと呼ばれるナチュラルチーズが輸入されてきますが、牛の乳を原料にしたものや、山羊の乳を原料にしたものなど、とにかく種類が多く。ワインの季節になればなおさら増えて100種類近くの商品がコンテナに詰め込まれて一度に輸入されてくる場合もあります」

関西空港検疫所、食品監視課の食品衛生専門官、岩井雄二さんだ。

問題はその検査だ。食中毒菌の検査を行う場合は、これまでの知見や過去の食品衛生法違反事例によって、リステリア菌や腸管出血性大腸菌など、検査対象が変わってくるため、検査もそれに応じてひとつひとつ変えていかなければならない。添加物の検査では、チーズの製法に通じていなければ、出てくる可能性のある添加物を予想することができない。

このように、農産物ならばその栽培方法、加工食品ならば食品の原材料はもちろん、その製造過程まで精通していなければならないのが食品監視課だ。作物によって栽培過程で使われる農薬は違い、食品の種類によって製造過程やそこで使われる可能性の高い食品添加物も変わってくる。あらかじめそれを知っていれば適切な検査項目も選べる。船便でも同様だが、特に少量多品種の傾向が強い航空便による食品の監視では、頭に入れておかなければならない知識の量も増えざるを得ない。

水産物が多く入ってくるのも関西空港の特徴だ。毎年、冬場になると届くのがハタだ。日本では高級魚として取引され、料亭などでは欠かせない食材だが、種類によっては毒を持つものがあり、輸入が禁止されている。それが混入していないか、それを目で見て確かめるのも食品衛生監視員の大事な仕事だ。

空港に届いた時のハタはすでに半冷凍状態であり、氷といっしょにケースに詰め込まれている。形状や表面の模様がはっきり見えない条件のもとで、判断しなければならない。そのため、監視員は、まず養殖された問題のないハタを見て目を慣らすとともに、実際に輸入された各種ハタのはく製標本や資料などを用いて特徴をつかむなど、段階的に訓練を積んでいくという。

「よく消費者の方の見学もあるんですが、10分の1しか検査していないんですねと言われることがあります。実は、検査率について言えば、過去に食品衛生法に違反する事例が見られた品目に対しては１００パーセント検査を実施するなど、品目により検査の頻度には差があり、平均すると約10パーセントになるということで、この数字は、例えば米国と比較しても高い数字であるとのデータもあります。

また、残りの90パーセントは全くチェックされていないのかというと決してそうではなく、書類審査や輸入者への指導を実施しながら問題のある食品が輸入されることのないよう監視業務を行っていますが、なかなかそこが理解されない。

輸入と聞けば、現地で流通しているものを直接、買い付けてくるようなイメージがあるのかも知れませんが、日本の輸入者がそれぞれに応じた確認や管理を行って輸入してくるものです。日本の工場で作ったものを買い付けるのを世界まで広げたような感覚に近い。

確かに輸入食品に関連した問題が発生し、何やら疑わしいようにも言われるのですが、全ての輸入食品が疑わしいように見るのは違う話だと思います」

岩井さんは、時々、一般の消費者の食品監視への期待と、現実とのギャップにハッとすることがあるという。計画的に検体を採取すれば、たとえ10％の検査であっても、それ以上のものを監視する効果が得られる。だが、そこが理解されず、９割が素通しのような感覚で捉えられる。検査ばかり万能視することにも首をかしげる。書類による審査、検査などを適切に組み合わせることで監視の信頼性はより高まるという。

厚生労働省のホームページでは興味深い統計が掲載されている。「平成20年度輸入食品監視統計」(http://www.mhlw.go.jp/topics/yunyu/dl/06toukei.pdf)では、日本に輸入される輸入食品について、検査や違反件数の年度別の推移、検疫所別、食品の分野別による分析など、多方面から輸入食品の状況を知ることができるが、国別の違反件数をまとめた表がある。

まず、違反件数が多い国は中国で259件とダントツの1位だ。2位はアメリカの140件、3位はタイの110件と続く。だが、違反重量で見れば、断然多いのはアメリカで4万4千732トン、中国2千148トンの21倍という数だ。次がタイで3千866トンとこれも中国の2倍近くになっている。3位はガーナで2千250トン、中国は第4位だ。

違反件数も違反重量も、いずれももともとの輸入件数、輸入重量が多ければ高く出て当然だろう。そこで違反の割合を計算してみると……。

違反件数の割合——違反件数を検査件数で割って100を掛けた数値——では、第1位はエチオピアで37・7パーセント。検査したものの4割近くが違反していることになる。2位はエクアドルで20・4パーセント。アメリカ合衆国は0・67パーセントとその数も2桁小さくなり35位となり、タイは0・67パーセントで38位、中国は0・29パーセントで47位になる。

重量による違反の割合では、1位がエチオピアで42・4パーセント、2位がモザンビークの37・3パーセントと続き、タイは14位、アメリカは20位、中国は35位に後退する。

気をつけなければならないのは、エチオピア産の食品なのか、エクアドル、それともモザンビーク産の食品なのか。どれも食べる機会はそう多くはないことを考えると、やはり、絶対量が多いアメリカ合衆国が〝危険〟ということになるのだろうか。いずれにしても中国は出てこない。

確かにこの間、中国の食品の突出した事件が目立ち、いかにも危ない国のような印象は強い。だが、全体の傾向を見ると、違反が多いのは件数だけで、それも分母——輸入量が圧倒的に多いためにそう見えるに過ぎないとわかる。割合で見れば、件数も重量も実はずっと少なく、中国食品が危険だという根拠もまた非常に薄い。強烈な事件に隠れていた一面が、冷静に数字を追っていけば見えてくる。そんな事例ではないだろうか。

## エピローグ

# 決断の重みと依然残る金曜日の謎

正直言って、私は公衆衛生という言葉を、今回の取材で初めて知った。人の病気を診るのは医師や病院の仕事だが、地域や国、あるいは世界的な規模でおおぜいの人の健康を守る仕事があったということには、恥ずかしい話だが全く意識が及んでいなかったのだ。

２００９年に世界的に新型インフルエンザが流行して、検疫所の仕事が一時、クローズアップされ、私も嫌が上でも関心を持たざるを得なかったが、それでも具体的な仕事となるとわからないことばかりだった。

あって当たり前と普段は意識していないが、いざ、なければ人々の命に関わるのが公衆衛生だ。確かに普段の生活からは見えにくく、実際の仕事も実に地味だが、常に新しい事件が起こる変化のめまぐるしい世界でもあり、そこで仕事をするには専門知識ばかりでなく、忍耐力も、そして決断力も求められる。

例えば食中毒や感染症が発生した時、専門家たちは被害状況からウイルスや病原菌の種類を推定し、検査でそれを明確にし、感染経路を追いかけ、被害拡大を断ち切るために奔走する。

保健所や検疫所、衛生研究所の仕事を追っていくと、犯罪ドラマでも観るような緊迫感を感じずにはいられない。謎解きの一面もある。だが、そんなスリルを楽しめるのは部外者の余裕であり、事件の解決に必死に取り組む当事者たちにとっては神経をすり減らす毎日が続く。ましてや食中毒や感染症の被害者ともなれば、命や健康が脅かされているわけで、余裕など持てるはずがない。

ひとたび食中毒や感染症が起これば、保健所にとってはまずはその拡大防止が最優先事項になる。そのためいち早く事態を把握して、世間に一刻も早く発表したい。だが、特に食中毒の場合、問題になるのがその食品を作ったメーカーや提供した飲食店などだ。たとえ発表の目的が被害の拡大防止であっても、世間の注目はどうしてもメーカーや飲食店の事業者へ集まる。マスコミはその責任を追及し始める。事業者にとっては保健所の調査が入っただけでも地域で噂になりたいへんな事態なのだが、マスコミざたとなればその打撃は計り知れない。

だが、一刻を争う現場では、確実な証拠を固めている時間はない。そうしている間にも被害は拡がってしまう。だが、もし、その発表内容に間違いがあれば……。全く無関係のメーカー、飲食店を犯人扱いしてしまったとすれば……。それまで事業者を槍玉にあげていたマスコミの矛先は、一転して保健所や検疫所など公的機関へ向けられる。

過去には、確かに罪のない食品メーカーや小売店、飲食店を犯人扱いしてしまい、その責任を取った保健所長や職員がいる。だが、それは、そこまでして身体を張って決断しなければ、おおぜいの人の命や健康は守れないということでもある。

石橋を叩いて公表を控えれば、それだけ被害は拡がってしまう。もちろんその時もマスコミは袋叩きにするだろう。実際に事件に向き合う人たちの心境はずっと複雑で単純に美化できないだろうが、それでも高い使命感がなければできない仕事であることは間違いない。

事件の発表時ばかりではない。保健所へ入ってくる事件の連絡は果たしてホンモノなのか（通報の8割が誤解と言われている）、検査した値は本当に正しいのか、それをどう評価すべきか。専門家たちでさえ——というより経験豊富な専門家だからこそ、迫られている決断をどう下すか、絶えず悩んでいるのだ。

私たちの健康的な生活も、そんな人たちの活動や決断に支えられている。本書では、実はあまり知られてはいないその仕事について、いくつかの事件を題材に取り上げていった。できるだけ詳細にまで迫ったつもりだが、関わった人たちのドラマにまで迫ることができたのか……。

取材中、事件の一報が入るのが金曜日の夜に多いことは、どの保健所、検疫所、地方衛生研究所の人も「あ、そういえば……」と、同意してくれた。

確かに金曜日の夜、ああ、今日はどうやらこのまま家へ帰れそうだ。そう思って椅子にもたれかかり、大きく背筋を伸ばした矢先に電話が鳴り、「ああ、やはり来たか」と思うことが多いというのだ。

だが、なぜなのか。

確かに誰もが週末にハメをはずしてあちこちで飲み食いをし、その勢いで食中毒が起こるということはいかにもありそうだ。だが、症状が出るまでには潜伏期間があるので、食べた直後の金曜の夜にすぐに事件が発生するとは考えにくい。

金曜に食べたものが悪くて土曜か日曜に腹痛を起こし（潜伏期間や症状は食中毒の種類によって違うのだが）、月曜になっても下痢が治まらないので会社に休みたいと連絡を入れる。その時、そういえばあの人もこの人も休んでいると聞き、初めて食中毒なのではと疑う。

だとしても、週明けには保健所へ連絡が入るはずだ。土日でどこかへ行楽へ出かけ、その先で食中毒に遭ったとしても、数日ずれるだけで、週の半ばまでにはやはり保健所に通報があってもよさそうなものだ。

なぜ、金曜日に連絡が入るのか。あれこれみなさんに考えていただいた中で（決してそれが目的で取材へ行ったわけではなく、話題を金曜日の件にふるとしばしみなさん考え込んでしまうのだ）、一番、もっともだと思えたのは次のような説明だ。

週末の飲み食いにしても、土日の行楽にしても、そこで食中毒に遭った場合、確かに症状が出るのは翌日か数日後だ。家族全員の体調がおかしいとわかったり、週明けにいっしょに飲み食いした同僚も会社を休んでいることが明らかになって、これは食中毒ではないかと疑う。

だが、一般的な人にとってそんなことはしょっちゅうあるわけではない。どうしたらいいのかと躊躇しているうちに1日2日が経ち、症状が軽ければ回復するので食中毒だと疑ったことも忘れてしまう。

だが、なかなか身体が回復しない場合、医者へ行き、そこで食中毒ではないか、それでは検査しましょうということになり、外部の機関へ検査を出し、その結果が出るのが週末ぐらい。そこで通報が入るというわけだ。食中毒の場合、医師は保健所へ通報する義務がある。

この説が果たして正しいのかどうなのかは今もはっきりとはわからない。だが、この一件からもまた、細菌やウイルスという非常に単純なものを相手に、人間はまだまだ適切な対処法を知らずに、相変わらず振り回されていることがわかる。まだまだ、人々の健康を脅かすものとの戦いは続いていくのだろう。

保健所の仕事としては、公衆衛生というこれらの仕事とは趣の全く異なる、市民のごくふつうの生活を支援する分野もある。福祉と保健が融合した〝市型保健所〟だ。深刻な不況下に置かれている私たちの生活は、ちょっとした出来事でバランスを崩してしまう。それを支えようとしているのがこの〝市型保健所〟の人たちだ。今回は取材を進めたものの原稿にまですることはできなかった。次の機会には必ず取り上げたい。

最後になりましたが、本書の企画のためにアドバイスをくださった奈良県立医科大学・健康政策医学講座教授の今村知明先生、本当にどうもありがとうございました。おかげさまで公衆衛生という私にとって全く未知の世界を歩く道筋を示していただきました。

編集者の日本生活協同組合連合会出版部の安達隆さん、原稿を忍耐強く待ってくださり、本当にありがとうございました。本書のために話を聞いた方は30名近くにのぼりますが、その内容をどう組み立てていけば良いのか。皆目、見当もつかないまま悶々と過ごす中、凝り固まった私の脳みそを揺さぶり、整理するヒントを示してくださいました。

そして、取材に協力してくださいました保健所、検疫所、地方衛生研究所の皆様、ありがとうございました。匿名でお話を聞いた方もいるため、ここでひとりひとりお名前をあげることは控えたいと思いますが、皆様に心から感謝します。お忙しい中、貴重な時間を割いてくださり、本当にありがとうございました。

# 資料編

1　食品安全行政の関係図
2　食品安全行政に関する取り組み
3　保健所数の推移
4　保健所の職種別常勤職員数
5　保健所の業務と専門職
6　保健所長になるには
7　奈良県保健環境研究センターの組織図
8　検疫所所在地一覧
9　検疫所の業務
10　東京検疫所組織図
11　関西空港検疫所組織図

# 1. 食品安全行政の関係図

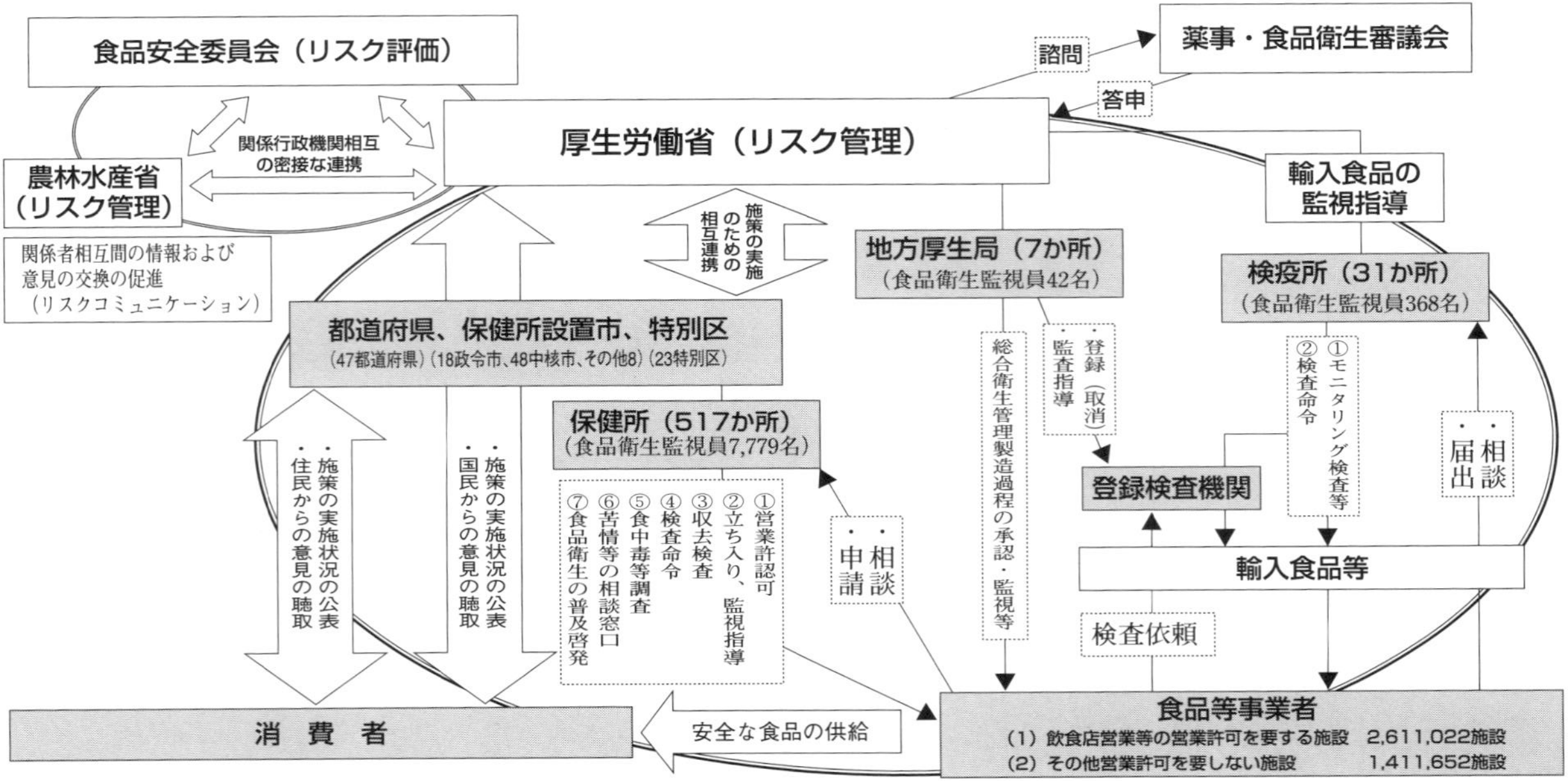


※検疫所（食品衛生監視員含む）の数は平成21年4月1日時点
地方厚生局（食品衛生監視員含む）、都道府県、保健所設置市、特別区および保健所の数は平成21年4月1日時点
保健所の食品衛生監視員および食品等事業者の施設数は平成20年3月31日時点

出典：「厚生労働白書 平成22年版」

## 2. 食品安全行政に関する取り組み

○「生活安心プロジェクト　緊急に講ずる具体的な施策」（平成19年12月）

### 食品表示に関する連携等

◆国の出先機関及び自治体の関係部局による「食品表示監視協議会」の設置（20年度）

◆関係省庁による「食品表示連絡会議」の設置（20年度）

◆消費者の視点に立った情報提供の実施（19年度）
・期限表示に関するパンフレットの作成（農林水産省と共同）

### 輸入食品の検査体制の強化等

◆輸入食品のモニタリング検査の件数の増加・検査項目の充実（20年度）

◆検疫所の検査センターを中心とした検査体制の強化のための食品衛生監視員（現状334名）の増加（20年度）

○「食品による薬物中毒事案の発生を受けた再発防止策」（平成20年2月）

### 情報収集システムの改善

◆現場の窓口機関から本省等への報告ルールの見直し
・保健所における24時間、365日の対応体制の確保
・都道府県知事等から厚生労働大臣への速報対象の拡大

◆食品保健総合情報処理システムの活用による食中毒情報共有・情報交換の迅速化

◆事業者が把握した情報の行政への報告ルールの確立

### 輸入加工食品に関する安全性確保

◆輸出国政府・事業者に対し、管理の強化及び管理状況の確認の要請

◆輸入者自身が輸入する食品の輸出国段階の管理の強化

◆輸入食品の監視体制の強化
・加工食品についての残留農薬の対象の拡大　等

出典：消費者行政推進会議ワーキンググループ第4回会合（2008年4月8日）厚生労働省提出資料より

## 3．保健所数の推移

| 年　度 | 保健所総数 | | | |
|---|---|---|---|---|
| | | 都道府県 | 保健所設置市 | 特別区 |
| 1997(平成9) | 706 | 525 | 142 | 39 |
| 1998(平成10) | 663 | 490 | 137 | 36 |
| 1999(平成11) | 641 | 474 | 136 | 31 |
| 2000(平成12) | 594 | 460 | 108 | 26 |
| 2001(平成13) | 592 | 459 | 109 | 24 |
| 2002(平成14) | 582 | 448 | 111 | 23 |
| 2003(平成15) | 576 | 438 | 115 | 23 |
| 2004(平成16) | 571 | 433 | 115 | 23 |
| 2005(平成17) | 549 | 411 | 115 | 23 |
| 2006(平成18) | 535 | 396 | 116 | 23 |
| 2007(平成19) | 518 | 394 | 101 | 23 |
| 2008(平成20) | 517 | 389 | 105 | 23 |
| 2009(平成21) | 510 | 380 | 107 | 23 |

資料：厚生労働省健康局調べ。(注)保健所は、各年4月1日現在

## 4．保健所の職種別常勤職員数

| 職　種 | 職員数(人) |
|---|---|
| 医師 | 844 |
| 歯科医師 | 87 |
| 薬剤師 | 2,619 |
| 獣医師 | 2,124 |
| 診療放射線技師等 | 715 |
| 衛生検査技師等 | 1,067 |
| 管理栄養士 | 1,057 |
| 栄養士 | 158 |
| 歯科衛生士 | 338 |
| 理学・作業療法士 | 94 |
| 保健師等 | 7,932 |
| その他 | 11,274 |
| 〈再掲〉 | |
| 医療社会事業員 | 172 |
| 精神保健福祉相談員 | 1,371 |
| 栄養指導員 | 1,014 |
| 総　計 | 28,309 |

資料：厚生労働省大臣官房統計情報部「地域保健・老人保健事業報告」より健康局で改変。(平成19年度末現在)

# 5. 保健所の業務と専門職

保健所は、対人保健サービスのうち、広域的に行うべきサービス、専門的技術を要するサービス及び多種の保健医療職種による緊密な連携を要するサービス並びに対物保健等を実施する第一線の総合的な保健衛生行政機関である。また、市町村が行う保健サービスに対し、必要な技術的援助を行う機関である。

《対人保健分野》

＜感染症等対策＞
健康診断、患者発生の報告等
結核の定期外健康診断、予防接種、訪問指導、管理検診等
（感染症法）

＜ｴｲｽﾞ・難病対策＞
ｴｲｽﾞ個別ｶｳﾝｾﾘﾝｸﾞ事業（無料匿名検査を含む）、ｴｲｽﾞ相談
（エイズ指針）
難病医療相談等
（難病対策要綱）

＜精神保健対策＞
精神保健に関する現状把握、精神保健福祉相談、精神保健訪問指導、医療・保護に関する事務等
（精神保健福祉法）

＜母子保健対策＞
未熟児に対する訪問指導、養育医療の給付等
（母子保健法）

保健所運営協議会
保健所長（医師）

- 健康危機管理
- 市町村への技術的援助・助言
- 市町村相互間の調整
- 地域保健医療計画の作成・推進

保健所５１７カ所
都道府県 389　政令市 105　特別区 23

| | |
|---|---|
| 歯科医師 | 作業療法士 |
| 薬剤師 | 保健師 |
| 獣医師 | 助産師 |
| 診療放射線技師 | 看護師 |
| 医療社会事業員 | 精神保健福祉士 |
| 臨床検査技師 | 衛生検査技師 |
| 食品衛生監視員 | 環境衛生監視員 |
| 管理栄養士 | 栄養士 |
| 歯科衛生士 | と畜検査員　　等 |

《対物保健分野》

＜食品衛生関係＞
飲食店等営業の許可、営業施設等の監視、指導等
（食品衛生法）

＜生活衛生関係＞
営業の許可、届出、立入検査等
（生活衛生関係営業の運営の適正化に関する法律、興行場法、公衆浴場法、旅館業法、理容師法、美容師法、クリーニング業法）

＜医療監視等関係＞
病院、診療所、医療法人、歯科技工所、衛生検査所等への立入検査等
（医療法、歯科技工士法、臨床検査技師等に関する法律）

《企画調整等》
広報
普及啓発
衛生統計
健康相談

＊これら業務の他に、保健所においては、薬局の開設の許可等（薬事法）、狂犬病まん延防止のための犬の拘留等（狂犬病予防法）、あんま・マッサージ業等の施術所開設届の受理等（あん摩マッサージ指圧師等に関する法律）の業務を行っている。

出典：首相官邸評価・調査委員会、第6回医療・福祉・労働部会（2008年6月13日）厚生労働省提出資料より

## 6．保健所長になるには

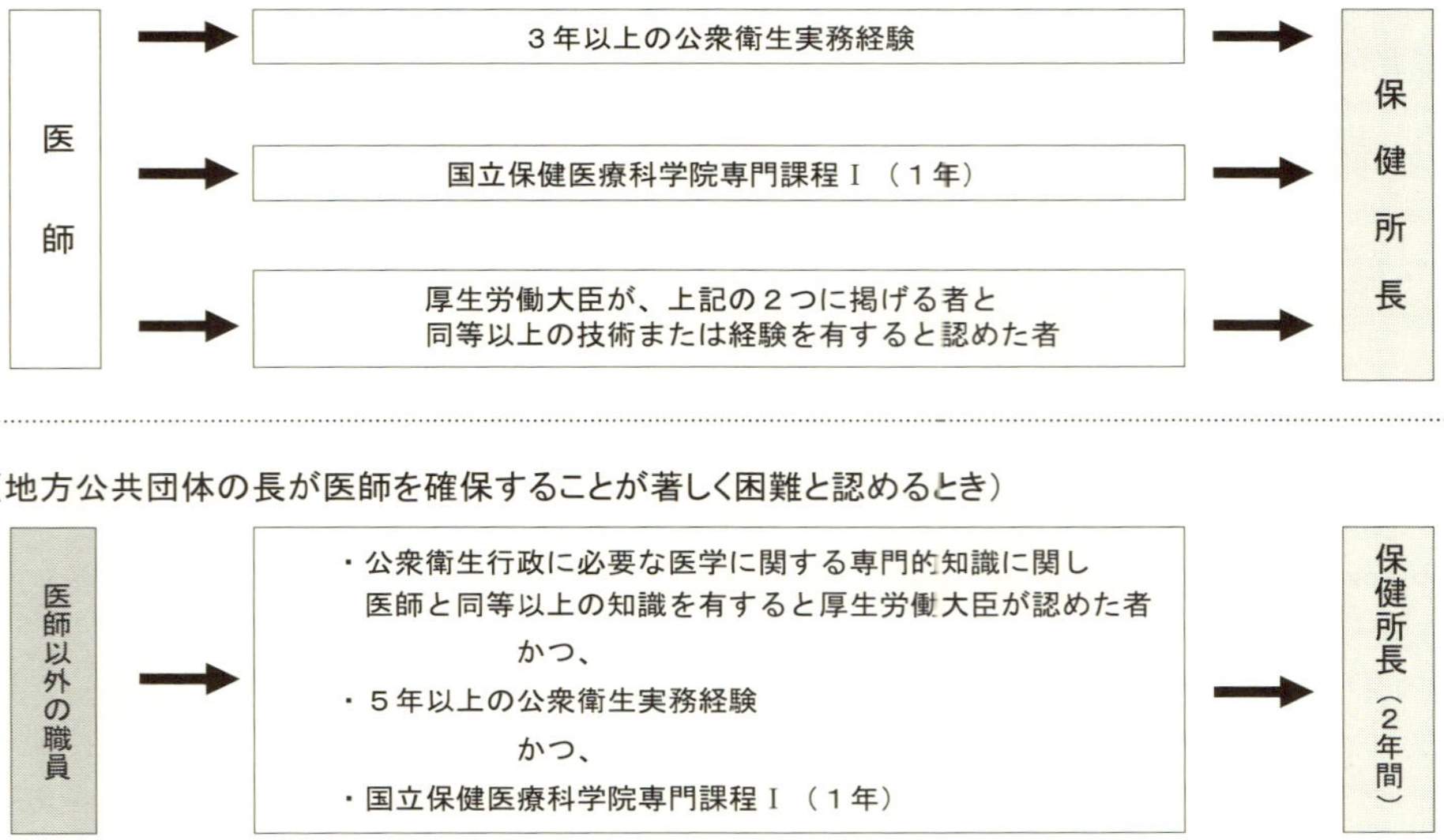


注１：この場合、当該保健所に医師を置くこと。
注２：保健所長の任期は１回に限り延長が可能。

出典：首相官邸評価・調査委員会、第6回医療・福祉・労働部会（2008年6月13日）厚生労働省提出資料より

# 7. 奈良県保健環境研究センターの組織図

- 所　長
  - 副所長
    - 総務課
    - 技術担当
    - 精度管理担当
    - 大気環境担当
      - 環境影響チーム
      - 有害化学チーム
    - 水環境担当
      - 水質チーム
      - 生活環境チーム
    - 食品担当
      - 食品化学チーム
      - 生活化学チーム
    - ウイルス・細菌担当
      - ウイルスチーム
      - 細菌チーム

出典：奈良県のホームページより。
http://www.pref.nara.jp/dd_aspx_menuid-4953.htm

# 8. 検疫所所在地一覧

| 名　称 | 所在地 | 電話番号 |
|---|---|---|
| 小樽検疫所 | 小樽市港町5番2号<br>（小樽地方合同庁舎1階） | 0134-22-5234 |
| 仙台検疫所 | 塩釜市貞山通3丁目4番1号<br>（塩釜港湾合同庁舎） | 022-367-8100 |
| 成田空港検疫所 | 成田市古込字古込1番地1<br>（第2旅客ターミナルビル） | 0476-34-2301 |
| 東京検疫所 | 江東区青海2丁目7番11号<br>（東京港湾合同庁舎8階） | 03-3599-1511 |
| 横浜検疫所 | 横浜市中区海岸通1丁目1番地<br>（横浜第2港湾合同庁舎） | 045-201-8527 |
| 新潟検疫所 | 新潟市中央区竜が島1丁目5番4号<br>（新潟港湾合同庁舎2階） | 025-241-2323 |
| 名古屋検疫所 | 名古屋市港区築地町11番地の1 | 052-661-2670 |
| 大阪検疫所 | 大阪市港区築港4丁目10番3号<br>（大阪港湾合同庁舎5階） | 06-6571-3521 |
| 関西空港検疫所 | 泉南郡田尻町泉州空港中1番地<br>（CIQ合同庁舎） | 072-455-9012 |
| 神戸検疫所 | 神戸市兵庫区遠矢浜町1番1号 | 078-672-9651 |
| 広島検疫所 | 広島市南区宇品海岸3丁目10番17号<br>（広島港湾合同庁舎3階） | 082-251-2927 |
| 福岡検疫所 | 福岡市博多区沖浜町8番1号<br>（福岡港湾合同庁舎） | 092-291-4092 |
| 那覇検疫所 | 那覇市港町2丁目11番1号<br>（那覇港湾合同庁舎2階） | 098-868-8037 |

**●検疫所一覧**（平成21年7月1日現在）

| 凡例 | 海港 | 空港 | 計 |
|---|---|---|---|
| 本所 | 11 | 2 | 13 |
| 支所 | 7 | 7 | 14 |
| 出張所 | 63 | 19 | 82 |
| 合計 | 81 | 28 | 109 |
| 検疫港数 | 89 | 28 | 117 |

**●検疫実績**（平成20年）［速報値］

| 検疫船舶数 | 検疫人員 | 検疫航空機数 | 検疫人員 |
|---|---|---|---|
| 70,866隻 | 2,265,837人 | 173,597機 | 29,799,299人 |

**●輸入食品届出・検査実績**（平成19年）

| 輸入件数 | 検査件数 | 検査率 | 違反件数 | 違反率 |
|---|---|---|---|---|
| 1,821,172件 | 204,578件 | 11.2% | 1,223件 | 0.1% |

資料：厚生労働省医薬食品局食品安全部「輸入食品監視統計」

# 9．検疫所の業務

輸入食品や海外からの感染症に一体的に対応

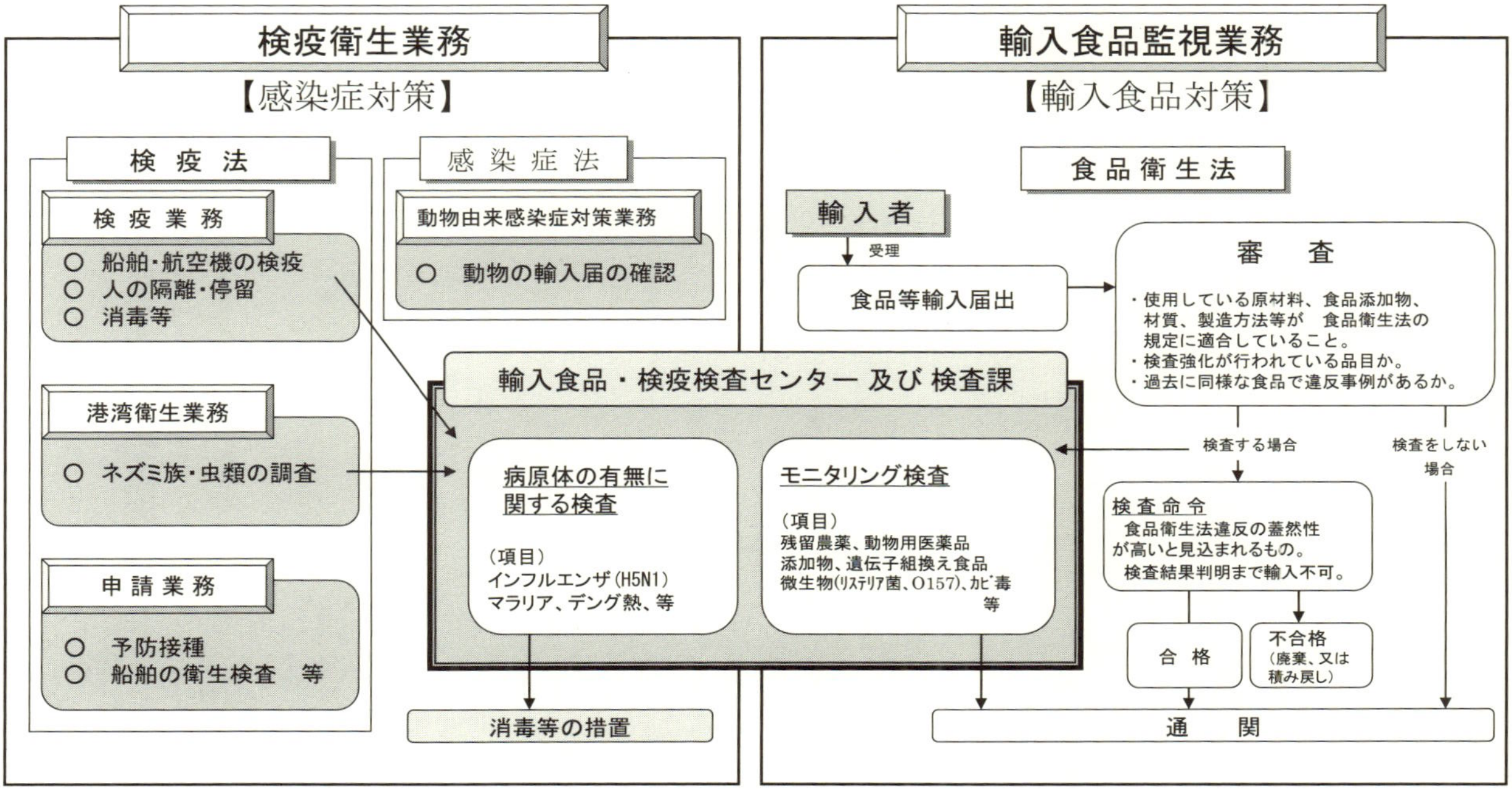


出典：消費者行政推進会議ワーキンググループ第4回会合（2008年4月8日）厚生労働省提出資料より

# 10. 東京検疫所組織図

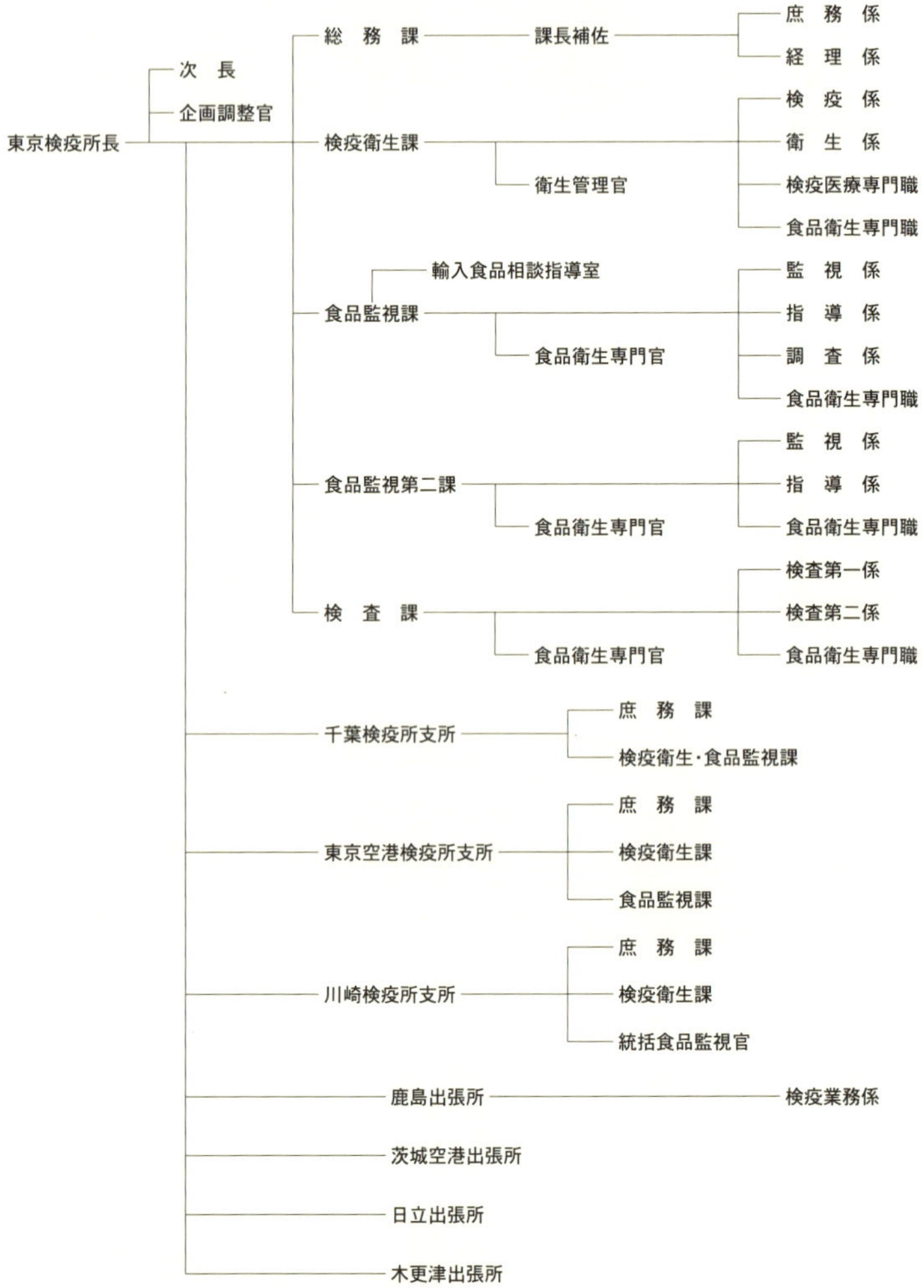
東京検疫所長
次　長
企画調整官
総　務　課
課長補佐
庶　務　係
経　理　係
検疫衛生課
衛生管理官
検　疫　係
衛　生　係
検疫医療専門職
食品衛生専門職
輸入食品相談指導室
食品監視課
食品衛生専門官
監　視　係
指　導　係
調　査　係
食品衛生専門職
食品監視第二課
食品衛生専門官
監　視　係
指　導　係
食品衛生専門職
検　査　課
食品衛生専門官
検査第一係
検査第二係
食品衛生専門職
千葉検疫所支所
庶　務　課
検疫衛生・食品監視課
東京空港検疫所支所
庶　務　課
検疫衛生課
食品監視課
川崎検疫所支所
庶　務　課
検疫衛生課
統括食品監視官
鹿島出張所
検疫業務係
茨城空港出張所
日立出張所
木更津出張所

# 11．関西空港検疫所組織図

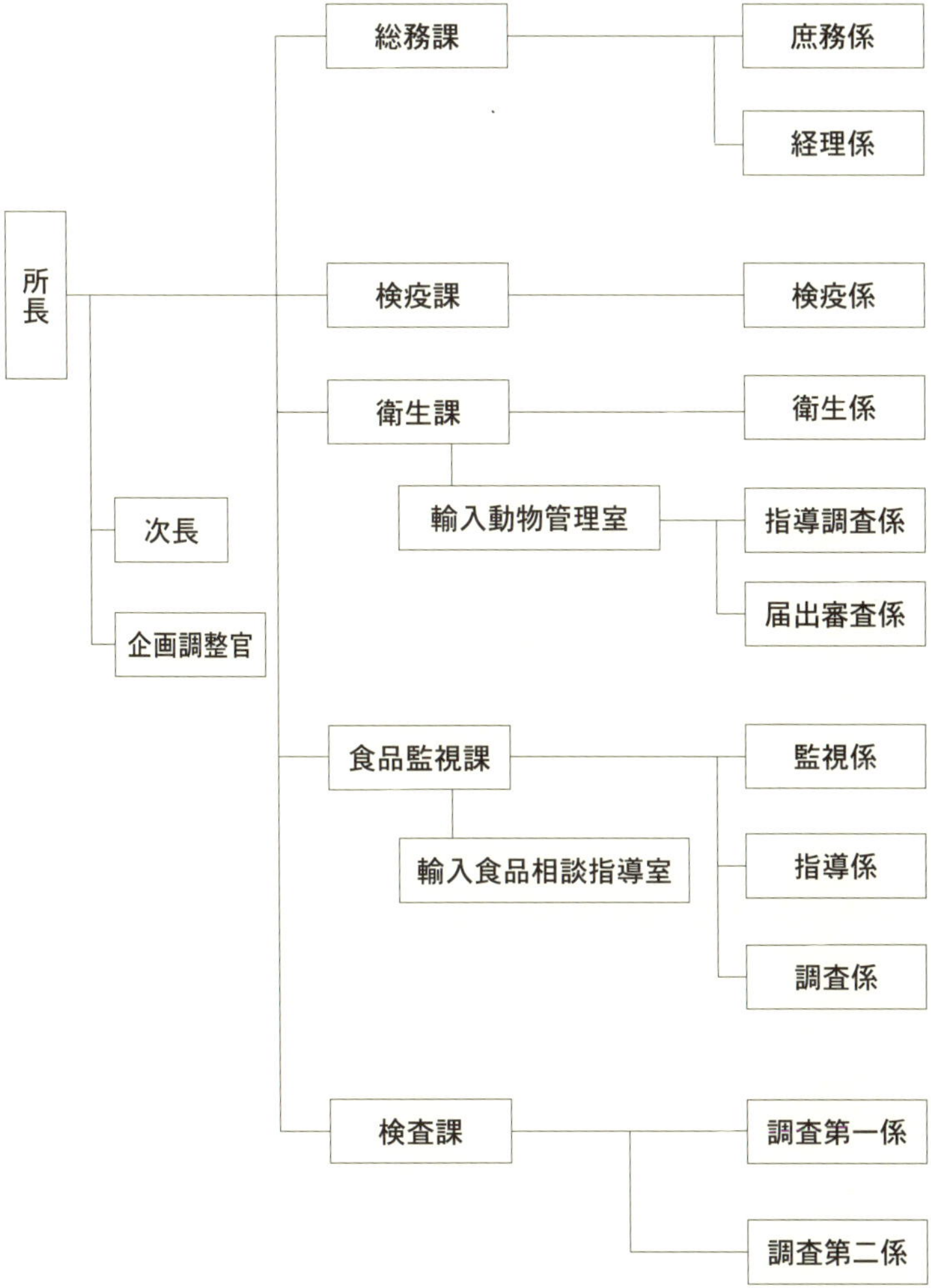

**著者略歴**　山本明文（やまもと　あきふみ）
1985年、日本生協連に就職。1991年、コープ出版に出向し、月刊誌デスクなどを担当。1995年、日本生協連を退社。
退社後、フリーライターとして、流通、地域おこし、CSR（企業の社会的責任）などの分野で活躍。月刊誌「商業界」のレギュラー執筆者。
コープ出版から『共同購入は、なぜ伸びるのか』(96年)、『こうやって取った流通事業の環境ISO』(98年)、『組合員の期待に応える生協農産産直』(共著、2000年)、『生協産直、再生への条件―「ホンモノ」と「顔の見える関係」を求めて30年』(2005年)を上梓。2010年には『アマゾンに負けない～リアル書店10人の選択』(商業界)を出版予定。

# ルポ　日本の保健所 検疫所
## ――金曜日の夜に事件は起きる

［発行日］2010年9月20日　初版１刷
［検印廃止］
［著　者］山本明文
［発行者］芳賀唯史
［発行元］日本生活協同組合連合会出版部
〒150-8913　東京都渋谷区渋谷3-29-8　コーププラザ
TEL 03-5778-8183
［発売元］コープ出版(株)
〒150-8913　東京都渋谷区渋谷3-29-8　コーププラザ
TEL 03-5778-8050
www.coop-book.jp
［制　作］OVERALL
［印　刷］日経印刷

Printed in Japan

ISBN978-4-87332-299-5